Gertraud Finger

Mit Kindern trauern

Kreuz

Inhaltsverzeichnis

Vorwort

Tod und Trauer sind keine gewöhnlichen Themen für ein Buch – erst recht dann nicht, wenn sie mit der Welt der Kinder in Verbindung gebracht werden. Wer hierüber schreibt, soll oft erklären, wie es dazu kam. »Warum denn solch ein Thema?« hat man mich gefragt. »Schreib doch lieber etwas Fröhliches!« bekam ich zu hören, als ich von dem Plan sprach, ein Buch über Trauer zu schreiben.

Aber muss man sich für ein solches Thema rechtfertigen? Vielleicht sogar in der eigenen Lebensgeschichte nach Gründen suchen? Ich habe durch meine Arbeit viel mit Kindern zu tun – und die Kinder, die ich beruflich kennen lernte, kamen manchmal auch mit Tod und Trauer in Berührung. Da musste ich sehr wohl überlegen, wie ich reagieren sollte.

Tod und Trauer sind nicht nur Themen für Menschen, die gerade einen schweren Verlust erlitten haben, oder für Menschen, die damit beruflich zu tun haben, sondern es sind Themen für uns alle. Denn wie wir damit umgehen, entscheidet darüber, wie wir unser Leben führen. Dies möchte ich im Folgenden erklären.

Der Schauspieler Woody Allen hat einmal gemeint: »Ich möchte nicht sagen, dass ich mich vor dem Tod fürchte. Ich möchte nur nicht da sein, wenn er zu mir kommt.« Diesen witzig gemeinten Ausspruch kann man deuten als ein Weglaufen vor der Tatsache des Todes. Wer nicht da ist, wenn der Tod kommt, braucht ihm nicht zu begegnen, kann so tun, als ob es ihn nicht gäbe, kann weiterleben wie bisher. So wird der Tod aus dem Leben verbannt, obwohl er eine unumstößliche Gewissheit in unserem Leben ist und obwohl durch ihn das Leben für uns eine andere Bedeutung bekommen kann.

Es ist bekannt, dass Menschen, die Schicksalsschläge wie etwa eine lebensbedrohende Krankheit überwunden haben, später bewusster leben. Der nahe Tod macht das Leben kostbarer und wertvoller. Alles im Leben gewinnt an Bedeutung angesichts des Todes. Man sieht genauer hin, man spürt intensiver, man nimmt dankbar an. Der Tod kann uns das Leben neu erschließen.

Aber warum müssen wir erst durch eine schwere Krankheit oder einen Schicksalsschlag wachgerüttelt werden, um so zu leben, wie es für uns richtig ist? Wenn wir dem Tod wieder einen Platz in unserem Leben gewähren, ihn aus der hintersten Ecke befreien, in die wir ihn verbannt haben, dann könnte das Wissen um unsere eigene Sterblichkeit auch unser Leben bereichern.

»Um glückselig zu sterben, muss man leben lernen.
Um glückselig zu leben, muss man sterben lernen.«
(Duplessis)

Auch die Trauer gehört zum Leben. Sie ist eine natürliche und notwendige Antwort auf Abschiede, auf Trennungen und auf Verluste. Trauer ist belastend – aber auf dem Weg durch die Trauer hindurch finden wir wieder zur Freude. Es ist der Weg, den man gehen muss, um nach einer Verletzung wieder heil zu werden. Es ist die Suche nach den eigenen Kraftquellen, aus denen heraus das Leben wieder möglich wird.

Auch Kinder erfahren Leid, auch sie erleben Verluste. Damit sie nicht daran zerbrechen, brauchen sie jemanden, der sie in ihrer Not wahrnimmt, der ihre Gefühle anerkennt, der ihnen beisteht und mit ihnen trauert. Auch Kinder haben ein Recht auf Trauer. Sie können ihr Leid nur überwinden, indem sie leiden dürfen.

Traurige und verzweifelte Kinder machen Erwachsene hilflos. Erwachsene wissen meistens nicht, wie sie solchen Kindern begegnen sollen. Sie reden sich deshalb ein, dass Kinder schnell vergessen, dass sie leicht abzulenken sind und man ihnen ihre Trauer ausreden könnte. Erwachsene möchten die Kinder schützen, doch eigentlich schützen sie sich selbst vor der kindlichen Verzweiflung. Dies Buch soll Erwachsenen Mut machen, traurigen Kindern zu begegnen, und es soll Wissen darüber vermitteln, wie Kinder Trauer erleben.

Kinder denken anders als Erwachsene. Ihre Vorstellungen und Bilder vom Tod unterscheiden sich von denen ihrer Eltern. In jeder Altersstufe sieht die Welt anders aus und wird der Tod anders verstanden. Mit Beispielen aus meiner beruflichen und persönlichen Erfahrung und mit Beispielen aus Kinderbüchern möchte ich zeigen, wie Kinder trauern und wie man als Erwachsener damit umgehen kann. Durch die Beispiele wird das Verhalten von Kindern verständlicher. Was man erklären kann, macht weniger Angst. So kann Wissen Sicherheit geben und Mut machen, den Kindern ihre Traurigkeit zuzugestehen.

Unterdrückte Elterntrauer wirft Schatten auf das Leben der Kinder. Wer Kinder in ihrer Trauer unterstützen möchte, muss selbst trauern können. Doch vielen Eltern fehlt dazu der Mut, sie wollen niemand mit ihrer Trauer belasten, weil sie fürchten, als Trauernde nicht akzeptiert zu werden. Dies spüren Kinder sofort. Sie lassen sich nicht mit Worten täuschen, sondern nehmen das auf, was die Eltern empfinden. Deshalb muss in einem Buch über die Trauer von Kindern auch etwas über Elterntrauer stehen. Wenn Eltern selbst ihre Trauer unterdrücken oder nicht wahrhaben wollen, ist dies nicht nur für ihr eigenes seelisches Gleichgewicht verhängnisvoll, sondern auch für die Entwicklung ihrer Kinder. Denn ungelöste Probleme und Konflikte von Eltern wirken wie ein Sog, in den die Kinder hineingezogen werden. Selbst wenn ein nicht betrauerter Tod vor der Geburt eines Kindes stattfand, kann er doch noch Schatten auf das gesamte Leben des Kindes werfen. Deshalb beginnt das Kapitel über die Elterntrauer mit einem sehr ausführlichen Beispiel über die Probleme eines Kindes, das für seine Eltern das verstorbene Kind ersetzen soll. Die Unfähigkeit der Eltern, das tote Kind zu betrauern, nimmt dem lebenden Kind die Chance, sich normal zu entwickeln.

Weggewischte Trauer – weggewischte Heilung. Schlimm ist es für Kinder, wenn ihre Gefühle nicht anerkannt werden, wenn ihre Trauer einfach weggewischt wird. Ebenso geht es Erwachsenen. Auch sie können in Situationen kommen, in denen sie sich alleine gelassen fühlen, weil ihre Umgebung ihre Trauer nicht verstehen, nicht mittragen kann und will. Der Tod eines behinderten Kindes zum Beispiel oder ein Schwangerschaftsabbruch, weil ein Kind behindert sein wird, sind solche tabuisierten Situationen. Der Schmerz der Eltern stößt auf Unverständnis – ja, er wird ihnen sogar ausgeredet. Eine einsame, verschämte oder gar verheimlichte Trauer ist jedoch eine ungeheure Belastung für die Betroffenen, die den Heilungsprozess behindert.

Trauer tut gut, auch wenn sie wehtut. Dies ist die Botschaft dieses Buches. Es soll Mut zur Trauer machen, aber auch Trost spenden und die Hoffnung vermitteln, dass der steinige Weg durch die Trauer hindurch am Ende zu einem neuen, erfüllteren Leben führt. »Schreib doch lieber etwas Fröhliches!« wurde mir geraten. Ich habe es getan, obwohl dies Buch von Traurigkeit, Verzweiflung,

Wut und Angst handelt. Fröhlichkeit ist nicht lustig, aber voll tiefer Freude. Dazu gehört auch tiefes Leid. Nur wer es anerkennt, kann es überwinden.

Freiburg, im Februar 1998

Wege durch die Trauer – oder wie Trauer sich vollzieht

»Trauer ist eine gesunde, lebensnotwendige und kreative Reaktion auf Verlust- und Trennungsereignisse.
Es führt kein Weg an der Trauer vorbei, sondern nur durch sie hindurch.«
(Canacakis 1992:187)

Doch der Weg durch die Trauer hindurch ist lang und schwer. Viele unterschiedliche Schritte sind nötig. Jede Trauernde und jeder Trauernde muss seinen eigenen ihm entsprechenden Weg finden. So unterschiedlich die Verlusterfahrungen auch sind und so einmalig jeder Trauernde seine Gefühle erlebt – bestimmte Gefühlszustände treten bei beinahe allen Trauernden auf. Denn Trauer ist mehr als nur eine Zeit vorübergehender Stimmungsschwankungen oder starker Gefühlsausbrüche, sie ist ein Prozess, eine Abfolge von Entwicklungsschritten, mit denen der Verlust »verarbeitet« wird und in deren Verlauf sich der Trauernde verändert.

Alle Fachleute, die sich mit Trauer beschäftigen, beschreiben einen ähnlichen Weg der Verarbeitung. Dies gilt sowohl für Menschen, die erfahren, dass sie an einer Krankheit leiden, die zum Tode führt (Kübler-Ross 1996), als auch für Trauernde, die von einem geliebten Menschen Abschied nehmen (Spiegel 1977, Kast 1997, Parkes 1978). Die einzelnen Schritte der Trauer werden verschieden benannt. Ich spreche von »Zeiten«, in denen bestimmte Gefühle und Verhaltensweisen vorherrschen. Es gibt fünf solche Zeiten:

1. Die Zeit des Leugnens
2. Die Zeit der Gefühlsausbrüche
3. Die Zeit des Abschiednehmens
4. Die Zeit der Erschöpfung
5. Die Zeit des Neubeginns

Diese fünf Zeiten soll man jedoch nicht als »Messlatte« ansehen, an der man Trauernde messen könnte. Was dem einen möglich ist, darf nicht einfach einem anderen abverlangt werden. Manche Menschen brauchen mehr Zeit, andere gehen Umwege, wieder andere überspringen Stufen oder sie bleiben an einer Stelle stehen. Trauer ist auch nie abgeschlossen und damit ein für alle Mal erledigt – immer wieder kann sie neu ausbrechen.

Dennoch möchte ich die »Stationen der Trauer«, die die meisten Menschen durchlaufen, darstellen: Dies soll Betroffenen helfen, sich selbst wieder zu finden, ihre eigenen Gefühle – sei es Angst, Verzweiflung, Wut oder Scham – als richtig und normal zu begreifen. Menschen, die ihr Verhalten, das ihnen vielleicht selbst ungewöhnlich und fremd vorkommt, einordnen und akzeptieren können, sind nicht länger dem zusätzlichen Druck ausgesetzt, dass etwas mit ihnen nicht stimmen könne, dass sie vielleicht unangemessen und übertrieben reagieren oder gar Gefahr laufen, vor Trauer »verrückt« zu werden.

Auch Kinder gehen den Weg durch die Trauer. In ihrem Fall ist es aber noch schwieriger, die unterschiedlichen Stationen der Trauer zu erkennen oder voneinander zu trennen. Sie müssen den Abschied von einem geliebten Menschen zu einem Zeitpunkt verkraften, zu dem sie noch nicht über eine gefestigte Persönlichkeit verfügen.

Gerade deshalb brauchen sie die Bestätigung, dass der Wirrwarr an Gefühlen, dem sie ausgesetzt sind, richtig und normal ist.

1. Die Zeit des Leugnens

»Diese Empfindungslosigkeit entspringt ja nicht einer Gefuhllosigkeit, sondern einem Gefühlsschock.«
(Kast 1997:62)

Verhaltensmerkmale:

- Ungläubigkeit bis hin zum Abstreiten des Todes
- Stumpfheit
- Erstaunen darüber, dass man nicht weinen kann
- Gefühl der Leere
- Roboterhaftes Funktionieren

Sinn:

Das Erleben des Verlustes ist so ungeheuer, dass die Trauernden es nicht wahrhaben können. Sie verfallen in einen Zustand von Benommenheit, beinahe Betäubung. Das schützt sie vor der Überwältigung durch Gefühle, die sie so nicht kennen und mit denen sie nicht umgehen können. Starrheit und Gefühllosigkeit schaffen Abstand von der Wirklichkeit und lassen die Trauernden nach außen hin funktionieren. – »Der Schock befähigte mich, die Stunden und Feierlichkeiten körperlich zu überstehen.

Aber in mir war eine große Leere. Was für andere gut aussah, war eine Fassade, dünn wie Papier – alles erschien mir unwirklich.« (D'Arcy 1993:27)

Luise Rinser schreibt im Roman »Den Wolf umarmen« (1981) über den Tod ihrer geliebten Großmutter. Bei der Beerdigung wirkt sie unbeteiligt oder sogar gelangweilt, so dass ihr Vater sie anstößt und sagt: »Schämst du dich nicht, du gefühlloses Kind!« Sie ist erstaunt und kann selbst nicht verstehen, warum sie nicht weint wie alle anderen. Sie fühlt nichts und möchte nur so schnell wie möglich fort. Erst später kann sie ihr Verhalten verstehen: »Hätte ich getrauert, so hätte ich ja zugeben müssen, dass die Großmutter tot war [. . .] da ich nicht trauern konnte, war sie nicht tot. Meine Trauer-Verweigerung musste die Macht haben, die Großmutter vom Eintritt ins Totenreich abzuhalten.«

2. Die Zeit der Gefühlsausbrüche

»Trauern bedeutet,
auf einer seelischen Achterbahn zu leben,
wobei man glaubt, seine Gefühle
weniger als je zuvor
unter Kontrolle zu haben.«
(D'Arcy 1993:28)

Verhaltensmerkmale:

- Aufbrechende Gefühle
- Stimmungsschwankungen
- Allgemeine Reizbarkeit

- Aggressionen:
  gegenüber der Außenwelt in Zorn, Wut und Schuldzuweisung
  gegenüber sich selbst in Schuldgefühlen
  gegenüber dem Toten, weil er einen verlassen hat
  gegenüber Gott, der dies zugelassen hat

Sinn:

Starke Gefühle lassen sich nicht einfach wegdrängen. Nach der Lähmung und der Zeit des Leugnens brechen die Gefühle regelrecht hervor. So ungeordnet und überwältigend sie auch erscheinen mögen, sind sie doch ein Zeichen dafür, dass die Kraft zurückkehrt. – »Doch selbst gegenüber dem Tod von Jan war Wut in den zurückliegenden Monaten oft die einzige Gefühlsecke, in der ich noch etwas Kraft fand. Wut, dass er mich allein zurückgelassen hat mit dieser irrwitzigen Aufgabe, ohne ihn zu leben. Wirklich zu leben – und dabei die Verbundenheit, die Erinnerung wachzuhalten.« (Michel 1995:8)

Die Wut und Aggression auf einen Toten erklären Fachleute häufig als ein Zeichen dafür, dass der Tod noch nicht akzeptiert wird. Solange man sich über jemand ärgert, erlebt man ihn noch als anwesend (Bowlby 1983:122).

Auch die Aggression gegenüber der Außenwelt und sogar sich selbst gegenüber sind Versuche, sich gegen die Endgültigkeit des Todes und die eigene Ohnmacht aufzulehnen. Der Verlust eines geliebten Menschen erschüttert den Zurückgebliebenen in seinem Innersten. Plötzlich ist nichts mehr so, wie es war, wie es werden sollte.

Die Erkenntnis, einem unberechenbaren Schicksal hilflos ausgeliefert zu sein, erzeugt ein so bodenloses Gefühl der Verunsicherung, dass Trauernde immer wieder nach Erklärungen suchen, um das Unbegreifliche begreiflich zu machen: In Gedanken gehen sie die Ereignisse durch, die zum Verlust führten, um irgendjemand oder irgendetwas zu finden, dem sie die Schuld geben können – selbst wenn das bedeutet, sich selbst anklagen oder beschuldigen zu müssen. Die Größe, die bedrohliche Unfassbarkeit des Todes soll reduziert werden auf einen »Kunstfehler«, der eigentlich vermeidbar gewesen wäre.

Neben der Wut erleben Trauernde Gefühle von Leere, Verzweiflung, Sinnlosigkeit und Schuld – aber auch von Liebe und Sehnsucht. Unterschiedliche, sich scheinbar widersprechende Gefühle werden gleichzeitig empfunden. Dies verunsichert so sehr, dass Trauernde manchmal glauben, sich selbst nicht mehr zu kennen oder gar »verrückt« zu werden.

Wenn schon Erwachsene in einer solchen Zeit der Gefühlsschwankungen an sich selbst zweifeln, wie viel schwerer muss eine solche Situation dann für Kinder sein. Kinder können ihr eigenes Verhalten weniger über den Verstand erfassen und auf diese Weise Abstand gewinnen. Sie sind ihren Gefühlen hilfloser ausgeliefert als Erwachsene.

Der fünfjährige Bernhard ist mit der Familie zur Beerdigung seines Großvaters gefahren. Er hat seinen Opa sehr gern gehabt und oft gesagt: »Opa, du bist mein Freund.« Nach dem Begräbnis bleibt er einige Tage mit der Mutter im Hause der Großmutter. Schließlich begleitet die Großmutter beide zum Bahnhof. Sie sitzen auf einer Bank und warten auf den Zug. Bernhard sagt: »Früher hat mich der Opa immer zum Bahnhof gebracht.« Mutter und Großmutter beginnen zu weinen. Da schlägt Bernhard plötzlich seine Mutter und tritt sie.

Was ist hier geschehen? Dem kleinen Jungen ist alles zu viel geworden. Er weiß nicht, wohin mit seiner Trauer und seiner Wut darüber, dass ihn der Opa nicht mehr zum Bahnhof bringt. Die Aufregungen der letzten Tage, der Abschied von seiner Oma und schließlich das Weinen führen dazu, dass er einfach losschlägt. Wenn Kinder aus Verzweiflung wütend sind und nicht wissen, wohin mit ihren Gefühlen, trifft es oft die Eltern. Denn nur bei Menschen, die einem nahe stehen, deren Liebe man sich sicher ist, kann man sich gehen lassen.

Harriet Straub schreibt schon 1883 als Elfjährige nach dem Tod ihrer Mutter ein Tagebuch, weil sie sich selbst und die ganze Situation nicht mehr bewältigt. Sie erlebt sich als »ungezogen« oder »bös« und »gibt schlimme Antworten«. Sie schreibt: »Ich glaube, jetzt würde sogar Mama mich schlagen. Mama, ich weiß aber wirklich nicht, woher das kommt, dass ich so böse bin. Ich war doch bei Dir ganz ordentlich.«

Gerade Kinder reagieren beim Tod eines Angehörigen oft mit Schuldgefühlen. Schuldgefühle gehören zu der Zeit der Gefühlsausbrüche. Sie sind vielleicht am schwersten zu ertragen. Wenn ein geliebter Mensch stirbt, überdenken wir unser Verhältnis zu ihm. Dann wiegen vergangene Fehler und Missstimmungen, aber auch Nicht-Gesagtes schwer, denn es ist nicht mehr zu korrigieren.

»Ich hab dir zu wenig gesagt, dass ich dich liebe«, denken viele nach dem Tod der Eltern oder des Partners. Es bleibt das Gefühl, nicht genug getan zu haben, und es bleibt die schmerzliche Gewissheit, dass man nichts wieder gut machen kann. Selbst in einer guten Beziehung hätte man immer noch mehr geben können, noch mehr tun können. Dies zu akzeptieren bedeutet, die eigenen Grenzen zu erkennen – zuzugeben, dass man nicht vollkommen ist.

3. Die Zeit des Abschiednehmens

»Jetzt geht es darum, das Leben, das man miteinander gelebt hat, in der Erinnerung sozusagen ›auferstehen‹ zu lassen.«
(Kast 1996:53)

Verhaltensmerkmale:

- Ruhelosigkeit
- Ziellose Aktivität
- Unfähigkeit, sich zu konzentrieren; Vergesslichkeit
- Erinnerungen auffrischen, vom Toten erzählen
- Gemeinsame Tätigkeiten wieder aufnehmen
- Zum Friedhof gehen
- Innere Zwiegespräche mit dem Toten führen
- Träume über Begegnungen mit dem Verstorbenen

Sinn:

Starke Gefühlsschwankungen sind auch in dieser Zeit vorherrschend. Inhaltlich geht es aber um eine Auseinandersetzung mit der Person des Verstorbenen und um ein Abschiednehmen. Nur so wird die Endgültigkeit des Todes anerkannt. Es ist eine Zeit der »Sehnsucht« nach dem Verstorbenen, der Versuch, noch einmal mit dem Toten in Verbindung zu treten. Verena Kast (1997) berichtet von den Träumen Trauernder, in denen sie den Toten wiedertreffen, aber gleichzeitig wissen, dass dieses Treffen nicht der Wirklichkeit entspricht oder dass sie sich wieder trennen müssen.

Ebenso wie der Verstorbene in Träumen erscheint, berichten Trauernde von Halluzinationen, in denen sie die Stimme des Verstorbenen hören oder ihn in der Menge vorbeilaufen sehen. Eine Mutter einer Selbsthilfegruppe für verwaiste Eltern erzählt: »Ich habe solche Angst, wahnsinnig zu werden. Ich sehe meine Tochter manchmal. Ganz kurz, aber ganz wirklich. Dabei war ich doch dabei, als sie an Krebs starb.« (Ide 1992:40) Eine andere Mutter hört die Stimme ihres Sohnes, wenn sie den Telefonhörer abnimmt und der Anrufer sich nicht sofort meldet. Solche Halluzinationen sind keine Anzeichen von Krankheit, sondern ein Ausdruck der intensiven Beschäftigung der Trauernden mit dem Toten und daher völlig normal.

In dieser Zeit des Erinnerns und Abschiednehmens bekommen die Gegenstände, die dem Verstorbenen gehörten, eine besondere Bedeutung. Der geliebte Mensch ist nicht mehr da, seine Sachen sind das Letzte, was wir von ihm haben. Sie sind ein Zeichen für die Nähe des Verstorbenen, manchmal auch ein Trost, eine Verbindung zu ihm. Gerade kleine Kinder brauchen Gegenstände als Erinnerung an den Menschen, der nicht mehr bei ihnen ist. In ihrem Denken sind die Besitztümer eines Menschen ein Teil dieses Menschen.

Die dreijährige Maria trennt sich noch ungern von ihrer häuslichen Umgebung. Sie erträgt die Zeit im Kindergarten nur, wenn sie Mutters Tuch um den Hals gebunden hat und dadurch ein Stück von ihrer Mutter mit in den Kindergarten nehmen kann.

Die achtjährige Heike bekommt nach dem Tod der Großmutter deren Spieldose. Früher, wenn sie die Oma besuchte, durfte sie die Spieluhr aufziehen und anhören. Jetzt steht die Spieluhr auf ihrem Nachttisch. Wenn Heike traurig ist, hört sie Omas Musik.

Mit dem Auffrischen alter Erinnerungen, dem Wiedereinführen alter Gewohnheiten, dem inneren Zwiegespräch mit dem Toten, dem Besuch auf dem Friedhof suchen Trauernde eine Verbindung zu dem Verstorbenen und erleben gleichzeitig, dass der Gesuchte als Person nicht mehr gefunden werden kann.

»Dieses Suchen-Finden-Trennen erlaubt es, sich mit dem Partner auseinander zu setzen, etwas in sich zu entdecken, was mit dem verstorbenen Menschen zusammenhängt, und dennoch zu spüren, dass mit den alten Lebensumständen nicht mehr zu rechnen ist, dass das eigene Welt- und Selbstverständnis umgebaut werden muss.« (Kast 1997:70)

4. Die Zeit der Erschöpfung

»Heilung braucht Zeit,
und Traurigkeit und tiefe Niedergeschlagenheit
gehören zum Heilungsprozess.«
(D'Arcy 1993:19)

Verhaltensmerkmale:

- Rückzug, Abnahme des Kontaktes zur Außenwelt, Erschöpfung
- Hilflosigkeit, Hoffnungslosigkeit
- Depressive Verstimmung
- Gefühl der inneren Leere
- Körperliche Krankheit, Appetitlosigkeit
- Gefahr des Nachsterbens
- Bei Kindern Rückfall in frühere Entwicklungsstufen (Regression)

Sinn:

Den emotionalen Belastungen und Anstrengungen folgt eine Zeit der seelischen und körperlichen Erschöpfung. Die einzige Möglichkeit aber, wieder innere Kräfte zu sammeln, besteht darin, die Außenaktivitäten zu verringern. Bei Kindern kann es zu einem Rückfall in frühere Entwicklungsstufen kommen. So wichtig und notwendig die Zeit des Rückzugs für die Trauernden selbst ist, so schwer können Freunde und Verwandte sie ertragen, weil in dieser Zeit das Leiden der Trauernden zu offensichtlich wird.

Die gut gemeinten Versuche der Umgebung, Trauernde aufzumuntern, sie in den Alltag zurückzuholen, wird von den Trauernden oft als eine zusätzliche Belastung erlebt. D'Arcy schreibt in ihr Tagebuch: »Jeder wartet so sehr darauf, dass es mir besser geht. Sie wollen nicht, dass ich leide. Aber ich leide und ich muss weinen. Wenn ich eine tapfere Miene aufsetze, hilft das bloß ihnen. Mich laugt es aus.« (1993:19)

Der Tod einer geliebten Person hinterlässt nicht nur eine große Leere, auch das eigene Leben ändert sich. Es kann zu einem Statusverlust kommen. Vorstellungen, die für ein gemeinsames Leben entwickelt wurden, sind sinnlos geworden und alte Rollen bedeutungslos. Eine gemeinsame Welt ist zerbrochen und die Zurückgebliebenen müssen sich ihre eigene Welt wieder von neuem aufbauen.

Sterben die Eltern, werden die Kinder plötzlich »erwachsen«. Sie sind keine Kinder mehr. Stirbt ein Partner, verlieren die Hinterbliebenen ein Teil ihrer Vergangenheit und gleichzeitig die Hoffnung auf eine gemeinsame Zukunft. Doch wenn ein Kind stirbt, verlieren Eltern auch die Hoffnung auf ein Weiterleben nach dem eigenen Tod.

Durch den Tod des Partners entfallen plötzlich alte, über Jahre hin gewohnte Aufgaben. Gerade Frauen haben oft das Gefühl, nicht mehr gebraucht zu werden. Die Dichterin Mascha Kaléko schreibt: »Alle müssen heim. Nur ich muss nicht müssen. Keiner wartet, dass ich das Essen ihm richte.« Doch schlimmer als der Verlust von Aufgaben ist der Verlust von Gemeinsamkeit und einer gemeinsamen Vergangenheit. Dazu Mascha Kaléko: »Keiner weiß, wie ich war mit achtzehn, damals.« (1997:8)

Auch die Bestätigung der eigenen Person nimmt ab, denn der Mensch, der einen am besten kennt, fehlt plötzlich. So hinterlässt der Tod häufig eine große Leere, auch in der Selbstwahrnehmung. Eine Frau beklagt, dass sie seit dem Tod ihres Mannes von niemandem mehr richtig wahrgenommen werde. Eine andere sagt: »Eine Vision von mir ging mit ihm dahin, weil kein anderer Mensch mich so sah wie er. Für die anderen war ich nicht schön. Ich war nur eine ganz normale Frau.« (Lee 1996:21) Manchmal fühlen Trauernde sich plötzlich minderwertig, weil die Stärkung und Unterstützung durch den Partner ausbleibt.

Die Trauernde und der Trauernde stehen nicht nur vor der schweren Aufgabe, alleine weiterzuleben, sie müssen auch eine Antwort finden auf die Frage: »Wer bin ich jetzt?« Nicht nur das gesamte Leben muss neu organisiert werden, sondern auch das Bild von der eigenen Persönlichkeit, die sich nicht mehr über die Beziehung zum Partner definieren kann, muss neu – und zwar meist allein – entworfen werden. Diese Aufgabe erscheint zuerst eine heillose Überforderung zu sein. Sie löst Gefühle der Hilflosigkeit und der Hoffnungslosigkeit aus. Den Trauernden fehlt die Kraft; der Rückzug dient als Schutz vor den neuen Anforderungen, aber auch als Chance, wieder Kräfte zu sammeln. Auch Krankheit ist eine Möglichkeit des Rückzugs.

Bei Kindern kommt es manchmal zu einem Rückfall in frühere Entwicklungsstufen. Sie waren zum Beispiel schon sauber und machen doch wieder ins Bett oder sie konnten schon laufen und fangen nun wieder an zu krabbeln.

Ein solcher Rückfall ist eine übliche Antwort auf gefühlsmäßige Belastungen, kommt aber auch bei körperlichen Krankheiten häufig vor. Die Kinder verlieren plötzlich die zuletzt gelernten Fertigkeiten. Sie haben nur ein begrenztes Maß an Kraft, und da die neuen Fertigkeiten noch viel Kraft und Anstrengung erfordern, geben sie diese auf, weil sie ihre gesamte Energie für die Überwindung ihrer körperlichen Krankheiten oder ihrer seelischen Probleme brauchen. Die Regression bei Kindern ist ebenso wie der Rückzug der Erwachsenen ein sinnvolles Verhalten. Beide leiden an einer vorübergehenden depressiven Verstimmung und schonen ihre Kräfte, um neue Energien zu sammeln.

Seelischer Schmerz greift den Körper an.

Die seelischen Belastungen während der Zeit der Trauer führen auch zu körperlichen Beeinträchtigungen. Das körpereigene Abwehrsystem wird geschwächt. In den USA wurde bei Trauernden der Lymphozytenspiegel gemessen. Das sind die Zellen, die für die Körperabwehr zuständig sind. Bei Gesunden beträgt er 2000, bei Trauernden eine Woche nach dem Todesfall 1100, vier Monate danach 700 und sieben bis acht Monate danach 400 (Lothrop 1996:131/132). Diese Untersuchungen bestätigen die Beobachtung, dass viele Menschen nach einem schweren Verlust leichter krank werden.

5. Die Zeit des Neubeginns

»Was ein Mensch in uns geweckt hat,
das gehört zu uns, und das müssen wir nicht
verloren geben, auch wenn der Mensch,
der diese Seiten – gute und böse –
aus uns ›herausgeliebt‹ hat, gestorben ist.«
(Kast 1996:54)

Verhaltensmerkmale:

- Anerkennung der Realität des Todes
- Entscheidung zum Leben, Neuorientierung
- Anerkennung der geänderten Realität
- Suchen nach neuen Rollen und neuen Beziehungen

Sinn:

Wenn die Trauernden in der Zeit des Rückzugs und der Abkehr von der Außenwelt wieder Kräfte gesammelt haben, müssen sie den schwersten und entscheidenden Schritt tun. Sie müssen das Getrenntsein von dem Toten als endgültig anerkennen und einen eigenen neuen Lebensplan entwerfen. »Um das tägliche Leben nicht wie ein ›Bild mit Loch‹ zu empfinden (wie es ein Junge einmal ausdrückte), muss man erst erfahren, dass ein Leben auch ohne die physische Präsenz des Verstorbenen lebbar ist.« (Keyserlingk 1997:11).

Nur wer die Realität des Todes akzeptiert, kann erkennen, was von dem Verstorbenen weiterlebt in den Hinterbliebenen oder in der Umwelt. Erst dann gelangt man zu der Erfahrung, dass nach dem Tod nicht alles zu Ende ist, sondern dass die Bereicherung, die das gemeinsame Leben brachte, auch bleibt, wenn der Verstorbene als Person nicht mehr existiert.

In der Selbsthilfegruppe für »Verwaiste Eltern« wird oft davon gesprochen, was die verstorbenen Kinder in ihren Eltern geweckt haben und dass die »Abschiedsgeschenke« der verstorbenen Kinder nun angenommen werden können.

In der Erzählung »Der kleine Prinz« von Saint-Exupéry hat der Fuchs doch etwas gewonnen, auch wenn er über den Abschied von dem kleinen Prinzen sehr traurig ist und weint. Er hat, wie es dort heißt, »die Farbe des Weizens« gewonnen. Früher waren ihm die Weizenfelder gleichgültig. Jetzt haben sie für ihn eine Bedeutung. Sie erinnern ihn an die Haarfarbe des kleinen Prinzen.

So kann der Trauerprozess die Einstellung der Zurückgebliebenen zu ihrem eigenen Leben verändern. Die Konfrontation mit dem Tod rüttelt uns auf. Sie lässt die Menschen erfahren, dass ihr Leben begrenzt ist und dadurch auch kostbarer wird. Sie lässt sie intensiver leben.

Mit Kindern trauern

»Trauer ist keine Krankheit, kann aber krank machen, wenn wir sie in ihrem Ausdruck behindern.« (Canacakis 1992:184) Dieser Satz gilt nicht nur für Erwachsene, sondern auch für Kinder. Auch Kinder müssen ihre Trauer ausleben, damit sie sie überwinden können. Erwachsene können Kinder vor leidvollen Erfahrungen nicht bewahren und sollten es auch nicht versuchen. Es hilft Kindern nichts, wenn traurige Ereignisse in der Familie verschwiegen werden. Wie es einem Kind ergehen kann, wenn es keine Möglichkeit zur Trauer hat, zeigt das folgende Beispiel von Michael.

Michaels Geschichte oder »Weinen ist feige!« – Wenn Kinder die Trauer verstecken, um groß und stark zu sein.

Der siebenjährige Michael besucht die erste Klasse der Grundschule. Er kommt auf Wunsch seiner Lehrerin in meine Erziehungsberatungsstelle. Die Lehrerin hat gemerkt, dass das Kind leidet, sie kann Michaels Verhalten aber nicht erklären und weiß deshalb nicht, wie sie ihm begegnen soll.

Michael schwankt hin und her zwischen extremer Anhänglichkeit und Ablehnung gegenüber der Lehrerin. Manchmal möchte er ihr die Tasche tragen, bringt ihr

Blumen oder selbst gemalte Bilder mit, möchte auf ihrem Schoß sitzen und schmusen. Doch im nächsten Augenblick kann er sie abweisen. Er guckt dann weg, dreht ihr den Rücken zu oder antwortet einfach nicht, wenn sie ihn anredet. Er kann auch provozieren, indem er herumtobt, albern wird oder auffallend trödelt. Wenn sie ihn dann ermahnt, ist er gleich so traurig, dass es der Lehrerin Leid tut. Die Lehrerin sagt: »Ich weiß nicht, wie ich auf dieses Kind reagieren soll. Ich habe immer Angst, etwas falsch zu machen.«

Hinzu kommt, dass Michael zu Hause seit einiger Zeit durch extreme Ängste auffällt. Er geht nicht mehr allein zur Toilette, spielt nicht allein im Kinderzimmer, und die Mutter muss ihn jeden Tag zur Schule begleiten.

Michaels Vergangenheit

Michael ist ein Einzelkind. Kurz vor seiner Geburt ist die Familie in eine andere Stadt gezogen. Die Eltern hatten dort keine Freunde oder Bekannte und lebten recht isoliert. Michael band sich eng an seine Mutter, die auch ganz für ihn da war, solange er klein war. Der Besuch des Kindergartens war ein großer Einschnitt in Michaels Leben. Zum ersten Mal musste er sich in einer Umgebung außerhalb seines Elternhauses zurechtfinden. Doch es gelang ihm erstaunlich gut, weil er sich eng an die Erzieherin anschloss. Sie wurde für ihn zu einer Ersatzmutter außerhalb des Elternhauses. Wenn er etwas von ihr wollte, kam es oft vor, dass er sie mit »Mama« anredete. Auch die Erzieherin mochte Michael gern. Sie ging auf ihn ein und half ihm, Kontakte zu den anderen Kindern zu knüpfen. Michael ging gern in den Kindergarten. Er konnte es morgens kaum erwarten, bis er seine Tasche gepackt hatte und es losging. Auch für die Mutter war die

Kindergartenzeit schön. Sie verstand sich gut mit der Erzieherin. Beide wurden Freundinnen.

Als Michael fünf Jahre alt war, verunglückte die Erzieherin bei einem Verkehrsunfall tödlich. Michael begriff sofort die Endgültigkeit des Todes. Er sagte: »Nun kann ich nicht mehr mit ihr Memory spielen und nicht mehr mit ihr frühstücken.« Nach dieser ersten und einzigen Reaktion sprach er nie wieder von ihr. Weil die Eltern Michael schonen wollten, nahmen sie ihn nicht mit zur Beerdigung. Auch nahmen sie ihn für eine Zeit lang aus dem Kindergarten, wo die Erzieherin früher gearbeitet hatte. Michael blieb zu Hause bei seiner Mutter, die innerlich sehr über den Verlust ihrer einzigen Freundin trauerte, es aber nicht zeigte, um den Jungen nicht zu belasten.

Als Michael schließlich wieder in den Kindergarten ging und von einer neuen Erzieherin empfangen wurde, verhielt er sich still und teilnahmslos. Er entwickelte keine engere Beziehung zu ihr. Im letzten Kindergartenjahr ging er ohne große innere Anteilnahme in den Kindergarten, war aber auch nicht auffällig. Erst nach der Einschulung fiel auf, dass Michael der Lehrerin gegenüber in seinen Gefühlen hin- und herschwankte.

Michaels Selbstdarstellung

In der Erziehungsberatung soll durch gemeinsames Spielen, mit Tests und in Gesprächen herausgefunden werden, was Michael belastet. Bei der Prüfung seiner intellektuellen Fähigkeiten zeigt Michael gute Ergebnisse. Er ist offenbar ein begabter Junge. Im Gespräch mit ihm merke ich, wie gern Michael groß und stark wäre. Er möchte später Polizist werden. Er träumt davon, als Gespenst andere zu erschrecken. Pippi Langstrumpf, das selbstbewusste Mädchen, ist sein großes Vorbild.

Im Spiel mit mir baut er aus Klötzen und mit Puppen einen Kindergarten auf. So kommen wir leicht auf seine ehemaligen Erzieherinnen zu sprechen. Er erzählt, dass die erste Erzieherin gestorben ist, setzt aber gleich hinzu, dass er nicht geweint hat. Er weint überhaupt wenig, sagt er, denn: »Weinen ist feige!« Auch seine Eltern würden nicht weinen, und er selbst ist inzwischen ein großer Junge geworden, der weiß, was man tun soll. Ich erwidere, dass man bei dem Tod eines lieben Menschen ganz bestimmt traurig ist und auch ruhig weinen darf. Doch als Michael das hört, wehrt er ab und meint, über die Erzieherin brauche man gar nicht zu weinen, die sei auch manchmal böse gewesen und gar nicht so nett.

Wenn man mit Michael über seine Gefühle spricht, kann er nicht zugeben, traurig zu sein, und Weinen findet er kleinkindhaft, ja, fast unanständig. Wenn er aber in einem Satzergänzungstest für einen anderen Jungen sprechen und die angefangenen Sätze zu Ende bringen soll, dann wird deutlich, wie stark er sich mit dem Thema Tod beschäftigt. Fast alle negativen Satzanfänge wie: »Manchmal machte er sich Sorgen ...« oder »Er findet es abscheulich ...« führt Michael so fort, dass die Angst vor dem Tod seiner Eltern oder auch seinem eigenen erkennbar wird. Als er in einem Spiel gefragt wird, was er sich von einem Zauberer wünscht, antwortet er, dass alle gestorbenen Menschen wiederkommen sollen. Normalerweise wünschen sich Kinder in Michaels Alter bei dieser Frage Spielzeug oder viel Geld. Für Michael ist der Tod ein wichtiges Thema, und dennoch wehrt er es zugleich ab, wenn es mit ihm selbst und seinen eigenen Gefühlen in Verbindung gebracht wird.

Warum kann Michael nicht trauern?

Wie seine Eltern mir berichten, hat Michael nach dem Tod der Erzieherin nur ein einziges Mal von ihr gesprochen, und zwar unmittelbar, nachdem er die Nachricht von ihrem tödlichen Unfall erhalten hat. Damals hat er aufgezählt, was er nun alles nicht mehr mit ihr machen kann. Als die Mutter mir dies berichtet, weint sie sehr. Es belastet sie noch heute, wie stark Michael damals reagiert hat, und es tut ihr weh, wenn ihr Kind traurig ist. Dies muss Michael gespürt haben. Kinder spüren mehr, als sie »wissen« und ausdrücken können. Michael hat wohl gemerkt, dass seine Traurigkeit für die Mutter schlimm war und sie belastete. Das wollte er aber nicht. Deshalb hat er danach nie mehr über seine Traurigkeit gesprochen.

Michael war erst fünf Jahre alt, als die Erzieherin starb. Schon für Erwachsene ist die Zeit nach dem Tod eines geliebten Menschen eine verwirrende, verunsichernde Zeit. Wie verwirrend muss es dann für Michael gewesen sein, dass ihm niemand mit Gesprächen oder Erklärungen half. Kinder werden manchmal von ihren Gefühlen geradezu »überschwemmt«, und sie wissen nicht, wie ihnen geschieht. Erst durch einen Erwachsenen, der sie versteht und darüber spricht, werden ihnen ihre eigenen Gefühle klar. Michael bekam nur wenig Hilfe, um seine Gefühle zu erkennen und zu ordnen. Gleichzeitig spürte er, dass seine Trauer die Eltern belastete. Er reagierte, indem er alle aufkommenden Gefühle gleichsam wegschob, nicht darüber sprach und nur »groß und stark« werden wollte.

Was bedeuten Michaels Wünsche?

Michael möchte Polizist sein oder ein Gespenst oder Pippi Langstrumpf. Für Kinder sind Polizisten mächtig. Sie sind stärker als das Böse, denn sie fangen Räuber und Diebe und sperren sie ein. Polizisten haben keine Angst. Als Polizist könnte er seine Ängste überwinden und seine Gefühle ordnen. Wenn Michael sich wünscht, als Gespenst andere zu erschrecken, verlagert er die Gefühle, die er bei sich selbst nicht sehen möchte, nach außen. Die anderen sollen sich erschrecken, sollen Angst bekommen, und zwar will er die Angst erzeugen. Dann ist er nicht mehr klein und wehrlos, sondern groß, mächtig und Furcht erregend. Pippi Langstrumpf schließlich ist ein starkes, eigenständiges Kind, das keine Angst hat und sich auch gegen Erwachsene auflehnt. So möchte er werden.

Warum spricht Michael schlecht von der Erzieherin?

Würde Michael zugeben, dass er die Erzieherin geliebt hat, würde ihn ihr Verlust traurig machen, und sein unterdrückter Schmerz würde ihn vielleicht überwältigen. Um sich hiervor zu schützen, muss er sich einreden, dass der Verlust eigentlich gar keiner war. Er muss die gute Beziehung zu seiner Erzieherin leugnen, damit er es leichter ertragen kann, von ihr verlassen worden zu sein. Denn von bösen Menschen trennt man sich leichter und ohne Abschiedsschmerz.

Wie sind Michaels plötzliche Ängste zu erklären?

Michael will seine Ängste, die mit dem Tod der Erzieherin zusammenhängen, nicht wahrhaben. Er hat sie weggedrängt, indem er nicht darüber spricht und keine anderen Anzeichen von Trauer zeigt. Doch die Ängste sind vorhanden und zeigen sich nun als Angst vor dem Alleinsein. Sein Gefühl von »Unverwundbarkeit« ist dahin. Deshalb braucht er den Schutz der Mutter, die aufpassen muss, dass ihm nichts passiert.

Haben Michaels Eltern richtig gehandelt?

Eltern sind immer darum bemüht, Kummer und Schmerz von ihren Kindern abzuwenden. Es fällt ihnen schwer, ihren Kindern das Thema Tod zuzumuten und mit ihnen über den Verlust eines geliebten Menschen zu sprechen, denn es ist nicht einfach, in einem solchen Fall tröstende Worte zu finden. Gerade wenn die Eltern selbst durch den Tod der geliebten Person belastet sind, haben sie oft nicht die Kraft, auch noch die Trauer ihres Kindes zu ertragen. Michaels Eltern taten, was nach ihrer Meinung das Beste für ihr Kind war. Weil Michael keine Anzeichen von Trauer zeigte, glaubten sie wie viele Eltern, dass Kinder schnell vergessen. Sie wollten ihr Kind vor der Traurigkeit beschützen, indem sie alles vermieden, was die schrecklichen Ereignisse wieder wachrufen konnte. Deshalb nahmen sie ihn nicht mit zur Beerdigung und behielten ihn eine Zeit lang zu Haus. Erstaunlich ist, dass Michaels Eltern und Michael sich fast gleichartig verhielten. Jeder spürte die Trauer des anderen, wollte diese aber durch sein eigenes Verhalten nicht noch vergrößern. Dadurch blieb jeder allein und erhielt keinen Trost durch gemeinsames Trauern.

Warum verhält Michael sich der Lehrerin gegenüber so schwankend?

Michael wirbt um die Lehrerin. Er bringt ihr Blumen und Bilder mit, trägt ihre Tasche und will auf ihrem Schoß sitzen. Dann wieder dreht er ihr den Rücken zu, antwortet nicht, wenn sie ihn anredet, und provoziert sie durch Albernheit und Ungezogenheit. Mit der Einschulung ist die Lehrerin für Michael eine neue wichtige Bezugsperson außerhalb der Familie geworden. Michael möchte sich an die Lehrerin binden, fürchtet aber gleichzeitig, sie zu verlieren. Um nicht wieder durch einen Verlust innerlich getroffen zu werden, wehrt er schon das Zustandekommen einer Beziehung ab. Gerade dann, wenn die Lehrerin sich ihm zuwendet, bricht er den Kontakt ab.

Vera Becker beschreibt diesen Mechanismus als Erwachsene wie folgt: »Sobald ich anfing, für einen Menschen etwas zu empfinden, setzte diese furchtbare Angst vor Ablehnung und Verlassenwerden ein, und oft war ich gezwungen, selbst diesen Menschen zu verlassen, um dieser Angst vorzubeugen, um dem Schrecklichen zuvorzukommen.« (Hemminger/Becker 1985:87)

Hilfen für Michael

Michael hat den Tod seiner ersten Erzieherin nicht verarbeitet. Er kann nicht über sie trauern, weil er das Äußern von Traurigkeit als Schwäche erlebt, denn »Weinen ist feige«. Weil die Eltern ihre eigene Trauer unterdrücken, hat er kein Vorbild und keine Begleitung für seine Gefühle. Er glaubt, die Trauer abwehren zu müssen. Dieses gelingt ihm nur, indem er die Verstorbene abwertet: »Ich brauche gar nicht traurig zu sein. Die Erzieherin war manchmal böse und gar nicht so nett.«

Eine Therapie für Michael sollte darin bestehen, die Trauer gemeinsam mit der Familie »nachzuholen«. Die Eltern sind gern bereit, mit Michael über den Tod der Erzieherin zu sprechen. Sie finden das Verstecken der eigenen Gefühle ohnehin schwierig, haben es aber getan, um Michael nicht zu belasten. Sie nehmen den Tod einer entfernten Verwandten zum Anlass, um mit Michael über den Tod zu sprechen. Michael geht mit zur Beerdigung. Weil die Eltern durch den Tod dieser schon sehr alten Verwandten selbst nicht getroffen sind, können sie sich ganz auf ihren Sohn konzentrieren, ihm alles erklären und seine Fragen beantworten. Danach folgen Gespräche über Michaels erste Erzieherin, in denen der Junge erfährt, dass auch die Eltern unter diesem Verlust leiden. Die Familie kann zum ersten Mal gemeinsam traurig sein und gemeinsam weinen. Viele Gespräche schließen sich an. Später besuchen sie gemeinsam das Grab der Erzieherin. Der Junge steht zehn Minuten lang schweigend vor dem Grab, die Eltern schweigend hinter ihm. Dann greift Michael in seine Tasche, holt eine Kastanie heraus, pflanzt sie in das Grab, dreht sich um und sagt zu den Eltern: »So, nun können wir gehen.«

Als erste Verhaltensänderung des Jungen ergibt sich, dass seine täglichen Ängste verschwinden, wenn er allein zur Toilette gehen oder allein im Zimmer bleiben soll. Er sagt selbst, dass er nun nicht mehr von der Mutter zur Schule gebracht werden möchte. Auch das extreme Schwanken in seinem Verhalten gegenüber der Lehrerin nimmt ab. Die Lehrerin hat ihm dabei geholfen, nachdem sie erfahren hatte, weshalb Michael sich so verhielt. Sie ist ihm entgegengekommen, ohne sich aufzudrängen, und sie konnte seine Abweisung leichter ertragen, weil sie darin nicht mehr eine Ablehnung ihrer Person sah, sondern sie als einen Selbstschutz des Jungen akzeptierte.

Todesvorstellungen und Trennungsschmerz in den einzelnen Altersgruppen

In jeder Altersstufe sieht die Welt anders aus. Auch die Vorstellungen vom Tod ändern sich. Die Todesvorstellungen der Kinder hängen von ihrem allgemeinen Entwicklungsstand ab, von ihren bisherigen Erfahrungen und Erlebnissen, aber auch von dem Gespräch mit Erwachsenen. Die folgenden Altersangaben sind deshalb nur als Anhaltspunkte zu verstehen. Selbst Kinder gleichen Alters zeigen große Unterschiede in ihrem Verhalten und ihrer Entwicklung.

Kleinkinder, bis 3 Jahre

Keine Todesvorstellungen, aber Trauergefühle bei Trennungen. Kleinkinder haben noch keine Todesvorstellungen. Das Wort »tot« sagt ihnen nichts. Aber sie erleben Verluste und können darüber trauern. Sie haben große Angst vor dem Verlassenwerden.

Da sie noch keine Zeitvorstellungen haben und so sehr von ihren Bezugspersonen abhängig sind, kann auch eine vorübergehende Trennung sie untröstlich zurücklassen oder gar in Panik versetzen.

Als Karin zwei Jahre alt war, musste die Mutter wegen einer geschäftlichen Angelegenheit dringend in die Nachbarstadt. Sie brachte Karin zur Nachbarin, gab noch einen Sack mit Spielsachen und Karins Lieblingspudding dort ab und verließ eilig das Haus, indem sie Karin zurief: »Mutter kommt gleich wieder!« Als die Tür ins Schloss fiel, rief Karin unter Tränen: »Mutter pommt dleiz wieder!« Diesen Satz wiederholte sie zwei Stunden lang un-

unterbrochen. Kein Spielzeug, keine Aufmunterungsversuche der Nachbarin und kein Lieblingspudding konnten Karin aus ihrer Traurigkeit befreien. Für sie gab es nichts auf der Welt als Mutters Abschiedsworte, die sie ständig wiederholte. Sie klammerte sich an sie und tröstete sich mit ihnen über das Verlassensein hinweg. Als die Mutter zurückkam, war Karin heiser, verweint und erschöpft. Nach einigen tiefen Seufzern schlief sie in Mutters Armen ein. Karin wurde durch die Rückkehr der Mutter aus ihrer Traurigkeit erlöst.

Wenn die Trennung länger dauert, zeigen Kinder noch andere Symptome. Bernd musste mit zweieinhalb Jahren wegen eines unstillbaren Erbrechens ins Krankenhaus. Damals war es noch nicht üblich, dass die Eltern ihre Kinder ins Krankenhaus begleiteten. Auch Besuche waren nur an bestimmten Tagen erlaubt, und auch dann durften die Eltern ihr Kind nur durch eine Scheibe beobachten.

In den ersten Tagen protestierte Bernd gegen die Trennung. Er schrie, schimpfte und rief nach seinen Eltern. Nach einigen Tagen wurde er ruhiger. Wenn sich die Krankenschwester mit ihm beschäftigte, sah er interessiert Bilderbücher an oder baute mit Klötzen. Doch sobald sie ihm den Rücken zudrehte, um mit anderen Kindern zu spielen, ließ er das vorher mit so viel Begeisterung angesehene Buch fallen. Er suchte nach den Geschenken, die ihm die Eltern beim letzten Besuch mitgebracht hatten. Er holte das Feuerwehrauto, den kleinen Teddy, ja sogar das Einwickelpapier und die bunten Schleifen hervor und nahm alles in die Arme. Aber er spielte nicht mit den Geschenken, sondern drückte sie fest an sich und weinte leise, so dass seine Tränen auf die Geschenke fielen. Dabei wirkte er unendlich traurig. Die Geschenke waren für ihn die letzte, die einzige Verbindung zu seinen Eltern.

Bowlby (1983) untersuchte Kleinkinder, die in Krankenhäuser eingeliefert wurden, und fand ein ähnliches Reaktionsmuster, wie Bernd es zeigte. Nach einer Zeit des Protestes, des Sich-Wehrens gegen die Trennung folgt eine Zeit der stillen Verzweiflung und Traurigkeit. Hält die Trennung weiter an, reagiert das Kind mit Gleichgültigkeit. Dann haben Kinder die Hoffnung aufgegeben, dass die Eltern zurückkommen. Sie lösen sich innerlich von den Eltern, so dass sie diese oft nicht mehr erkennen, wenn sie tatsächlich zurückkommen.

Kleinkinder trauern, wenn nicht auf sie reagiert wird. Manchmal sind Eltern mit eigenen Problemen so belastet, dass es ihnen nicht gelingt, auf ihr Kind einzugehen. Eine depressiv verstimmte Mutter zum Beispiel verhält sich teilnahmslos. Ihr fehlt die Kraft, sich ihrem Kind zuzuwenden. Sie reagiert nicht, übersieht das kindliche Lächeln, die ihr entgegengestreckten Arme. »Vielleicht guckt sie ihr Kind sogar an, doch sie sieht es nicht. Ihr Gesicht ist ausdruckslos und leer und bleibt für das Kind ohne Antwort. Es kann sich nicht in dem Gesicht der Mutter spiegeln [. . .]. Es sieht sich selbst nicht, wenn es die Mutter anguckt. Es sieht in ein teilnahmsloses Gesicht.« (Finger 1995:56)

Ein Kind, dessen Kontaktangebote nicht beantwortet werden, nimmt sich immer mehr zurück, wird passiv und traurig. Hinzu kommt, dass Säuglinge den Gesichtsausdruck ihres Gegenübers imitieren und damit deren Stimmungen aufnehmen. Die Bedrücktheit der Mutter breitet sich in dem Kind aus und lässt es weniger aktiv und zugewandt werden.

Vorschulkinder, 3 bis 6 Jahre

»Tot-sein« heißt »Fort-sein«. Kinder im Vorschulalter kennen das Wort »tot«, doch bedeutet es für sie etwas anderes als für Erwachsene. »Tot-sein« heißt für sie »Fort-sein«. Wer fortgeht, kann auch wieder zurückkommen. Auch in ihren Spielen ist der Tod nur ein vorübergehender Zustand. Die Freunde werden im Spiel erschossen oder überfahren, doch dann stehen sie wieder auf, und das Spiel beginnt von vorne. Kinder wissen aber, dass sie spielen, denn manchmal sagen sie: »Ich erschieß dich jetzt, aber nicht im Ernst.«

Kinder dieser Altersgruppe haben noch keine Zeitvorstellung und können einfach nicht glauben, dass der Tod ewig dauert. Wer heute gestorben ist und betrauert wird, kann ja später irgendwann wiederkommen. »Sogar nach einer Beerdigung können Kinder mit der Frage überraschen: ›Wann kommt Tante Sara zurück?‹« (Grollman 1991:36)

»Tot-sein« heißt weniger lebendig sein. Für Vorschulkinder unterscheidet sich der Tod nicht wesentlich vom Leben. Tot-sein bedeutet für sie, etwas weniger lebendig zu sein. Tote können nicht rennen und nicht schaukeln, aber vielleicht haben sie doch Hunger oder frieren. Auf jeden Fall denken und fühlen sie. Am Tag nach Allerheiligen erzählt der fünfjährige Ingo seiner Erzieherin: »Gestern waren wir auf dem Friedhof und haben dem Papa eine Kerze gebracht. Dann hat er es nicht so dunkel und auch ein bisschen warm.« Nach einer kurzen nachdenklichen Pause fährt er fort, »aber ich glaube, er friert nicht. Er hat ja einen ganz dicken Strickpullover«.

Todeswünsche sind Fort-Wünsche. Weil für Vorschulkinder »Tot-sein« so viel wie »Fort-sein« bedeutet, kann man auch ihre manchmal ausgesprochenen Todeswünsche verstehen. Dies sollten Eltern wissen. Ein Kind dieses Alters, das seine Mutter anschreit: »Du sollst tot sein!«, wünscht nicht wirklich, dass sie stirbt, sondern dass sie endlich einmal verschwindet und es nicht behelligt. Abends aber, wenn das Kind ins Bett gebracht wird, will es die Mutter unbedingt zurückhaben, damit alles so ist wie immer und damit es ohne Angst einschlafen kann.

Ebenso wie Vorschulkinder den Eltern manchmal den Tod wünschen, um sie loszuwerden, können sie auch den eigenen Tod wünschen, um einer schwierigen Situation auszuweichen. Sie benutzen zwar das Wort »Tod«, denken dabei aber nur an ein vorübergehendes Abwesendsein. Weil sie den Tod nicht begreifen, fürchten sie ihn auch nicht. So vermutet zum Beispiel Struck, dass so mancher tödliche Fenstersturz im eigentlichen Sinne kein tragischer Unfall war, sondern dass sich die Kinder – freilich ohne die Konsequenzen ihres Handelns zu übersehen – absichtlich aus dem Fenster fallen ließen – einfach, weil sie mal eben weg sein wollten, weil sie ihre Mutter mal eben ein wenig enttäuschen wollten.

Diese unrealistische Einschätzung in Bezug auf Krankheit, Verletzung und Tod wird nach Auffassung von Struck noch dadurch verstärkt, dass die Helden in den Comics und Zeichentrickfilmen der Kinder auch die katastrophalsten Unfälle unversehrt überstehen. (Struck 1993:177)

Magische Vorstellungen. Kinder dieser Altersstufe entwickeln ein »magisches Denken«. Sie beziehen alles auf sich, sehen sich selbst im Mittelpunkt der Welt und glauben, alles beeinflussen zu können. Ihre Gedanken und Wünsche werden für sie Wirklichkeit, wenn sie nur intensiv genug wünschen. Deshalb entwickeln sie leicht Schuldgefühle bei dem Tod eines nahen Angehörigen, wenn sie einmal böse auf ihn waren oder ihn weggewünscht haben. Sie brauchen die ausdrückliche Versicherung, dass nichts, was sie gedacht oder getan haben, den Tod verursacht hat.

Das magische Denken und die Vorstellung, dass der Tod nur vorübergehend ist, führt auch manchmal dazu, dass Kinder glauben, den Verstorbenen durch Zauberei oder durch magische Praktiken zurückholen zu können. Sie glauben, wenn sie etwas »ganz stark wünschen« und sich gleichzeitig etwas Schwieriges abverlangen, dass dann ihr Wunsch in Erfüllung geht. So nehmen sie sich zum Beispiel vor, auf einem Gehweg nur auf ganz bestimmte Platten zu treten oder eine Zeit lang zu schweigen oder ein Gebet ohne Versprecher immer wieder aufzusagen.

In Sophie Brandes' Kinderbuch »Ein Baum für Mama« glaubt das schon etwas ältere Mädchen Katrin, dass ihre krebskranke Mutter geheilt wird, wenn sie selbst bei einem Vortragsabend fehlerfrei Klavier spielt. Trotz allen Übens aber macht sie im entscheidenden Augenblick einen Fehler.

Zu den magischen Vorstellungen gehört auch, dass die Kinder eine ganz besondere Verbindung zwischen sich und den Toten herstellen. Der fünfjährige Ingo zum Beispiel erzählt seiner Erzieherin, ihm könne nichts passieren, weil sein toter Vater aus dem Himmel herabschaut und aufpasst, dass er nicht von einem Auto überfahren wird. Der Vater sieht zwar alles, aber wenn Ingo einmal böse ist, hat der Vater gerade weggeguckt. Das weiß Ingo ganz genau.

Der Tod trifft nur die anderen. Vorschulkinder wissen, dass alte Leute sterben. Der mögliche eigene Tod wird noch nicht gesehen. Hermann Hesse schreibt in seinem Gedicht »Kleiner Knabe« (in: Die Gedichte):

Große Leute sterben
Onkel, Großpapa,
Aber ich, ich bleibe
Immer, immer da.

Hans sagt beim Besuch des Friedhofs: »Alle müssen sterben, nur ich nicht.« Nach der Vorstellung der Vorschulkinder sterben nicht nur alte Menschen, sondern auch böse Menschen. Für böse Menschen ist der Tod eine Strafe für falsches Verhalten. Wer gut und lieb ist, braucht nicht zu sterben. »Gutsein ist Arznei gegen den Tod.« (Bürgin 1978:53)

Grundschulkinder, 6 bis 9 Jahre

Sachliches, nüchternes Interesse am Tod. In diesem Alter beginnen die meisten Kinder, die Bedeutung des Todes zu verstehen. Sie haben erkannt, dass der Tod etwas ganz anderes ist als das Leben. Sie möchten mehr darüber wissen und stellen den Erwachsenen oft unbequeme Fragen. Sie haben ein sachliches, ganz nüchternes Interesse an den Äußerlichkeiten des Todes wie zum Beispiel an Gräbern, an Beerdigungen, am Friedhof und daran, wie ein Toter aussieht.

Jörg wollte mit drei Jahren unbedingt einen Wolf sehen und drängte seine Eltern so lange, bis sie mit ihm in einen Zoo gingen. Mit sechs Jahren wollte er dann ein »Knochengerüst« sehen. Er ließ nicht locker, bis ein Museum besucht wurde, in dem er Moorleichen betrachten konnte. Jedes Mal trieb ihn ein ganz natürlicher Wissensdrang, aber auch eine gewisse Faszination.

Die achtjährige Cordula wurde in der psychologischen Beratungsstelle vorgestellt, weil sie Todesanzeigen aus der Zeitung ausschnitt, diese in ein Heft klebte und das

Heft mit einem umfangreichen Inhaltsverzeichnis versah. Cordula war nicht auffällig. Sie hatte wie viele Kinder dieser Altersstufe ein ganz nüchternes, unemotionales Verhältnis zum Tod und befriedigte ihren Wunsch, zu ordnen und zu katalogisieren, eben mit Todesanzeigen. Nachdem sie Rosenbilder und Postkarten zum Ordnen erhielt, verschwand ihr Interesse an Todesanzeigen. Cordulas Verhalten hatte ihre Umgebung sehr beunruhigt. Erwachsene haben ein distanzierteres Verhältnis zum Tod und werden oft durch den natürlichen Wissensdrang der Kinder und ihre konkreten Fragen in Verlegenheit gebracht.

Ängste vor unverstandenen Dingen. Zwar wissen Grundschulkinder einiges über den Tod, doch es bleibt ihnen immer noch vieles rätselhaft. Was passiert mit dem Körper? Kann ein Toter noch fühlen? Rosemarie Buri beschreibt in ihrer Autobiografie (1990), wie sie als Grundschulkind den Tod ihres Vaters erlebt. Als der Schreiner den Sargdeckel schließt, bekommt sie schreckliche Angst und Atemnot. Sie stellt sich vor, wie der Vater in diesem engen Kasten eingesperrt ist und sich nicht bewegen kann. Während der Beerdigung wartet sie ständig, dass der Vater an den Deckel klopft. Sie wagt nicht, ihre Ängste zu äußern, doch als der Sarg ins Grab gelassen wird, kann sie ihre Gefühle nicht mehr zurückhalten und schreit: »›Nein, nein, nein!‹ Da legte sich eine große Hand auf meinen Mund, ich konnte mich nicht wehren und musste alles geschehen lassen. Ich sah, wie der Sarg versank. Vor Angst und Qual war ich halb wahnsinnig.«

Das eigene Sterben wird teils ausgeklammert, teils gesehen. Grundschulkinder lernen auch, dass der Tod endgültig ist und dass Tote nie mehr wiederkommen. Es wird ihnen klar, dass alle Lebewesen sterben müssen, und dennoch entwickeln sie häufig die Vorstellung, dass vielleicht gerade sie eine Ausnahme sein könnten.

Bei achtjährigen Kindern kommt es zu einer Wende. Nun wissen sie, dass auch sie einmal sterben müssen und jederzeit sterben können. Barbara Bronnen hat mit acht Jahren ihr erstes Tagebuch bekommen. Auf einer Seite steht immer wieder der Satz: »Ich muss sterben. Ich muss sterben. Ich muss sterben.« (1996:13). Es fehlen aber weitere Stellungnahmen.

Durch dieses Wissen um die eigene Sterblichkeit verschieben sich die Gefühle. Der Tod kann jetzt auch Ängste und Besorgnis auslösen. Die Ängste beziehen sich vorwiegend auf den Tod der Eltern, sind also Ängste vor dem Verlassenwerden. Ängste vor dem eigenen Sterben sind eher Ängste vor Gewalteinwirkungen, zum Beispiel davor, erschossen zu werden.

Wunsch zu erschießen. Die in dieser Altersstufe beliebten Cowboy- und Gangsterspiele, bei denen die Feinde erschossen werden, sind im Allgemeinen ein Ausdruck für das Bedürfnis nach Macht und Stärke. In ihnen kann aber auch eine Angst vor dem Getötetwerden verarbeitet werden. Das Kind versucht damit fertig zu werden, indem es sich aggressiv verhält und selbst tötet.

Schulkinder, 9 bis 12 Jahre

Sachliche Einstellungen. Diese Altersstufe wird in vielen Entwicklungspsychologien als eine Zeit der sachlichen, nüchternen Auseinandersetzung mit der Welt beschrieben. Die Kinder konzentrieren sich auf das Lernen und möchten die Welt über den Verstand begreifen. Alexander und Adlerstein (1958, zitiert in Bürgin 1978:62) registrierten bei Jungen zwischen fünf und sechzehn Jahren die Veränderung des Hautwiderstandes auf Reizwörter hin. Eine Veränderung deutete auf eine gefühlsmäßige Beteiligung hin. In allen Altersgruppen veränderte sich der Hautwiderstand, wenn den Kindern Wörter genannt werden, die mit dem Tod zusammenhingen. Die geringste Veränderung wurde in der Altersgruppe der Neun- bis Zwölfjährigen gefunden. Die Autoren führen dies auf die sachliche Grundhaltung in dieser Altersstufe zurück.

Sachliche Fragen über die Folgen des Todes. Das schon erwähnte nüchtere Interesse erstreckt sich jetzt auch auf die biologischen Aspekte des Sterbens. Die Kinder möchten jetzt wissen, wie sich der Körper des Toten verändert, was bei der Verwesung geschieht, und sie machen sich Gedanken über die Loslösung der Seele vom Körper.

Jamaica Kincaid beschreibt in ihrem Roman »Annie John« (1986), wie die zehnjährige Annie immer wieder heimlich in fremde Trauerhäuser geht, sich unter die Trauernden mischt, um die Gelegenheit zu haben, einen Toten zu sehen. Sie will unbedingt wissen, wie Tote aussehen und wie sie sich von Lebenden unterscheiden. Nicht selten lösen Kinder mit dieser Art von Neugier entsetzte Reaktionen aus, weil sie an ein Tabu rühren. Man sollte sich jedoch unbedingt darum bemühen, ihrem Interesse sachlich zu begegnen und ihre Fragen zu beantworten.

Gruselgeschichten von Geisterstunden und Scheintoten. Der Tod wird nicht nur wissenschaftlich und nüchtern betrachtet. Weil er etwas ganz anderes ist als das Leben, das die Kinder kennen, ist er auch unheimlich. Ihre Faszination für das Unheimliche verpacken Schulkinder gerne in Gruselgeschichten. Sie erzählen sich, was um zwölf Uhr nachts alles auf dem Friedhof passiert, und phantasieren, was Scheintote erleben, wenn sie plötzlich im Sarg aufwachen.

Das eigene Sterben wird jetzt akzeptiert. Sowohl die sachlichen Fragen als auch die Gruselgeschichten zeigen zwei verschiedene Zugänge der Kinder zum Thema »Tod und Sterben«. Dieses Thema ist den Kindern jetzt wichtig. Es gehört mehr zu ihrem Leben als vorher. Denn sie wissen jetzt, dass auch sie sterben müssen und vielleicht schon bald sterben können.

Jugendliche

Einstellung zum Tod zwischen »Angst« und »Nichts«. Rein verstandesmäßig haben Jugendliche die gleichen Todesvorstellungen wie Erwachsene. Sie wissen, dass der Tod unausweichlich und unwiderruflich ist und sie selbst treffen kann.

Wie sie gefühlsmäßig zum Tod stehen, zeigt eine Untersuchung von Erika Fischer. Sie befragte Schülerinnen und Schüler zwischen vierzehn und sechzehn Jahren mit einem Satzergänzungs-Fragebogen über ihre Einstellung zum Tod. Werden die Jugendlichen nach dem Tod allgemein gefragt, so beschreiben sie ihn hauptsächlich als ein schreckliches Ereignis oder etwas sachlicher als das Ende des Lebens.

Als mögliche Belastung beim Sterben nennen Jugendliche an erster Stelle die Schmerzen. Die Frage: »Wenn ich einmal sterbe, möchte ich . . .« beantwortet ein Drittel mit ». . . keine Schmerzen haben«. Weitere Belastungen werden in der Ungewissheit darüber gesehen, was nach dem Sterben kommt. Knapp ein Drittel der Jugendlichen gibt an, in welcher Form sie bestattet werden möchten. »Ich möchte verbrannt werden, damit mich die Würmer nicht auffressen.« Außerdem wünschen sie, nicht alleine zu sterben, und wenn der Tod kommt, in vertrauter Umgebung bleiben zu können.

Bei der Frage: »Wenn ich an den Tod denke, fühle ich...« geben zwei Drittel der Jugendlichen negative, bedrückte Gefühle an, wie zum Beispiel Angst, Traurigkeit, Einsamkeit und Ungewissheit. Die Angst überwiegt bei allen Gefühlen, es ist die häufigste Regung überhaupt. An zweiter Stelle wird als Antwort »nichts« genannt. Erika Fischer fragt sich, ob hinter dem »nichts« eine heimliche Angst verborgen ist, die die Jugendlichen aber verleugnen. (Fischer 1987: 86) Ich vermute auch, dass hinter dem »Nichts« eine gewisse Sprachlosigkeit und die Scheu, Gefühle zu äußern, steckt.

Sprach- und Hilflosigkeit. In der Pubertät wird das Leben schwieriger. Die Jugendlichen sind meist mit ihrer sich wandelnden äußeren Erscheinung unzufrieden, werden aus ihren eigenen Gefühlen nicht recht klug, sind leicht irritierbar und wissen noch nicht, wie sie ihr Leben gestalten sollen.

Trennung, Loslösung, Abschiednehmen sind die Themen und Aufgaben dieser Altersgruppe. Auch Ängste und der Tod gehören dazu. Doch davon spricht man nicht, schon gar nicht mit den Eltern. Ihren Rat wollen Jugendliche jetzt nicht hören.

Sie wissen nicht, wie sie mit ihren Gefühlen umgehen sollen. Sie möchten »cool« sein und sind doch so verletzlich. Hinter einem Schutzwall von Kälte, Ironie und Rauheit verbergen sie ihre Ängste. Weinen und Traurigkeit können sie besonders schwer aushalten. Diese Gefühle erinnern an Schwäche, an Verletzbarkeit. Es sind Gefühle, die sie gut kennen, die aber nicht zu dem Bild passen, das sie von sich haben möchten. Deshalb müssen gerade diese Gefühle weit weggeschoben werden.

Notwendige Entwicklungsprozesse können unterbrochen werden. Aufgabe des Jugendalters ist die Loslösung vom Elternhaus. Sie müssen ihren eigenen Weg finden, ihr Leben eigenverantwortlich gestalten lernen. Dazu gehört auch die Auseinandersetzung mit den Eltern, der Protest gegen sie. Stirbt ein Elternteil in dieser Zeit, kann es bei Jugendlichen, die mit ihren Eltern im Streit lagen, zu belastenden Schuldgefühlen kommen. Sie verlieren ein Gegenüber, an dem sie sich reiben konnten, an dessen Widerstand sie wachsen konnten.

Der überlebende Elternteil ist plötzlich allein und braucht ihre Hilfe. Sie müssen rücksichtsvoll sein, eventuell sogar die Verantwortung für jüngere Geschwister übernehmen, der trauernden Mutter bei der Bewältigung ihres Alltags beistehen. In solchen Situationen ziehen Jugendliche, die gerade dabei waren, das Elternhaus zu verlassen, wieder zu Hause ein. Die Auseinandersetzung wird abgebrochen, der notwendige Streit vertagt.

Selbstmord als zweithäufigste Todesursache. Nach dem Unfalltod steht Selbstmord als Todesursache in der Altersgruppe der Sechzehn- bis Fünfundzwanzigjährigen inzwischen an zweiter Stelle. Dies bedeutet, dass mehr Jugendliche aus eigenem Willen sterben als durch irgendeine Krankheit.

Selbstmordgedanken sind Jugendlichen nicht fremd. Vor einigen Jahren wurden Jugendliche aufgefordert, ein sie selbst betreffendes Hörspiel für den Süddeutschen Rundfunk zu schreiben. Ein Drittel der Fünfzehn- bis Neunzehnjährigen behandelten in ihrem Stück das Thema Selbstmord. (Harder 1991:32)

Wenn die Schwester oder der Bruder stirbt

Jeder Tod verändert den Zusammenhalt der Familie. Durch den Tod eines Kindes wird in unserer heute verbreiteten Zwei-Kind-Familie das überlebende Kind zum Einzelkind. Die enge Bindung an jemanden, der auch Kind ist, zerbricht. Das Kind muss alleine all die Gefühle, Erwartungen und Träume, aber auch den Zorn und die Enttäuschung seiner Eltern auffangen.

Beim Tod eines Geschwisterkindes erleben die zurückbleibenden Kinder beinahe einen doppelten Verlust. Sie verlieren nicht nur die Schwester oder den Bruder, sondern auch die Eltern, so wie sie früher waren. Die Eltern verändern sich. Sie sind von ihrem Schmerz und ihrer Trauer so mitgenommen, dass sie zunächst nicht die Kraft haben, sich ihren Kindern in gleicher Weise wie bisher zuzuwenden. Sie sind empfindlicher, ungeduldiger, schneller gereizt und sie schimpfen mehr.

Auch Außenstehende trösten meist nur die Eltern und nehmen nicht wahr, dass auch die Geschwister leiden. »Leute fragten mich, wie es meinen Eltern ginge, und waren nicht daran interessiert, wie es mir geht.« (Grollman 1991:77) Dabei hat ein Kind gerade beim Tod von Bruder oder Schwester dringend Hilfe nötig, weil es mit vielen Fragen und sich widersprechenden Gefühlen zu kämpfen hat.

Quälende Fragen und Ungewissheiten

»Um mich kümmert sich keiner.« Kinder fühlen sich beim Tod ihrer Geschwister einsam und überflüssig. Der Zugang zu den Eltern ist ihnen zeitweise versperrt. Die

Gedanken der Eltern hängen an dem verstorbenen Kind; die Gespräche mit den Besuchern drehen sich um das verstorbene Kind; die Tränen und Gefühlsausbrüche der Eltern gelten nur ihm. Daneben fühlt sich das überlebende Kind unwichtig, manchmal glaubt es sogar, es stünde im Wege. Seine eigenen Fragen, Sorgen und Ängste scheinen niemanden zu interessieren.

Elisabeth Kübler-Ross (1984:18) hat als Ärztin ein sterbendes Kind besucht. Als der Bruder sie zum Auto begleitete, fragte sie ihn, wie es ihm gehe. Er war fassungslos, dass sich jemand nach ihm erkundigte. Doch dann sagte er voller Bitterkeit: »Wissen Sie, dass ich Asthma habe? Aber ich nehme an, das reicht Ihnen nicht.«

»Darf ich noch fröhlich sein?« Kinder müssen mit ansehen, wie die Eltern leiden. Die Stimmung zu Hause hat sich verändert, und sie befürchten, dass ihr Leben nie wieder normal und glücklich sein wird. Ihr Wunsch nach unbeschwerter Fröhlichkeit mit Gleichaltrigen, nach Albernheit und Erlebnissen außerhalb des Elternhauses wird von den Eltern oft nicht verstanden und sogar missachtet. Dann müssen Kinder befürchten, dass ihre Fröhlichkeit als Verrat an dem toten Geschwisterkind angesehen wird.

»Habe ich dieselbe Krankheit?« Durch den Tod der Schwester oder des Bruders wird der naive kindliche Glaube an die eigene Unverletzbarkeit erschüttert. Sie haben erlebt, dass ein Kind stirbt, und befürchten, dass ihnen das Gleiche zustoßen kann. Denn auch sie haben die gleichen Erbanlagen wie die verstorbene Schwester oder der verstorbene Bruder.

»Endlich ist es so weit!« Wenn Geschwister nach langer Krankheit sterben, hat das überlebende Kind eine ganze

Zeit lang weniger Zuwendung als gewöhnlich erhalten. Die Eltern waren viel mit dem kranken Kind beschäftigt, alles drehte sich nur um den Bruder oder die Schwester. In manchen Familien wird das todkranke Kind sehr verwöhnt, es erhält viele Geschenke, jeder Wunsch wird ihm erfüllt, während das gesunde Kind zur Enthaltsamkeit aufgefordert wird. Stirbt dann das kranke Kind, kann das überlebende Kind zunächst erleichtert sein, dass dieser ungewöhnliche und belastende Zustand zu Ende ist und die Familie wieder zum »normalen« Leben zurückkehrt. Gleichzeitig schämt es sich seiner Gefühle.

»Ich würde so gerne wieder mit Anna spielen!« Geschwister haben eine gemeinsame Kindheit und eine gemeinsame Entwicklung. Sie sind miteinander groß geworden, haben viel zusammen erlebt. Sie wissen mehr voneinander als jeder andere. Deshalb kann die Geschwisterbeziehung sehr eng und innig sein. Ein junges Mädchen sagte einmal: »Mit niemandem auf der Welt kann ich so lachen wie mit meiner Schwester. Außenstehende schütteln manchmal den Kopf, weil wir schon wieder lachen und niemand weiß, warum.« Gerade bei einer engen Beziehung vermissen die Kinder ihre verstorbenen Geschwister. Sie hatten so viel Nähe, so viel Gemeinsamkeiten, die ihnen jetzt fehlen.

»Inge war sowieso besser.« Zur Geschwisterbeziehung gehört nicht nur Liebe und Nähe, sondern auch Rivalität und das Bedürfnis nach Abgrenzung. Auch der Kampf um die Gunst der Eltern ist wichtig und notwendig. Wenn dann der Bruder oder die Schwester sterben, ist Rivalität plötzlich unangemessen. Die alten Spielregeln gelten nicht mehr. Verstorbene werden häufig idealisiert und nicht mehr so gesehen, wie sie tatsächlich waren. Das macht die Abgrenzung so schwierig. Im heimlichen Konkurrenzkampf sind die Verstorbenen stets die Gewinner, denn sie können in aktuellen Situationen nicht mehr versagen. Gegen »Engel« kann man nicht ankämpfen.

Wenn Eltern dies noch hervorkehren, indem sie etwa sagen: »Deine Schwester hätte das nicht getan!«, dann haben die lebenden Kinder keine Chance, zu bestehen, so sehr sie sich auch anstrengen.

Der zehnjährige Christoph zum Beispiel hat den Kampf aufgegeben. Seine Schwester war schon zu Lebzeiten die bessere Schülerin. Seit ihrem Tod gilt sie in der Familie als nahezu vollkommen. Wieso soll er sich da noch anstrengen? Er kann die Schwester ja doch nicht erreichen und schon gar nicht übertrumpfen. Deshalb wird Christoph passiv und lustlos.

»Wie kann ich die Eltern trösten?« Der Schmerz der Eltern ist für Kinder schwer zu ertragen. Sie möchten die Eltern trösten und haben doch kaum Möglichkeiten dazu. Manchmal verhalten sie sich ähnlich wie das verstorbene Kind und bieten sich als »Ersatz« an.

Als in einer großen Handwerkerfamilie der einzige Sohn starb, der den Betrieb übernehmen sollte, war der Vater untröstlich. Die vier Töchter konnten in den Augen des Vaters den Sohn nicht ersetzen. Da begann die älteste Tochter, ihre kleine Schwester, die gerade zwei Jahre alt war, als Jungen zu verkleiden. Ilse bekam die Haare kurz geschnitten, zog nur noch Hosen an und entwickelte sich zu einem »kleinen frechen Fratz«, der schließlich Vaters Liebling wurde.

Wenn die Kinder schon älter sind und sich vom Elternhaus lösen wollen, kann der Tod eines Geschwisterkindes sie wieder neu binden. Sie spüren, dass die Mutter oder der Vater nicht mehr alleine leben können oder ihren Alltag nicht mehr bewältigen. Dann ziehen sie wieder zu Hause ein und übernehmen oft auch Elternfunktionen.

Die Gefahr dabei ist, dass sie sich selbst überfordern und notwendige Entwicklungsschritte unterbrechen.

»Ich muss besonders lieb sein.« Die Eltern sind versunken in Trauer. Die überlebenden Kinder können nichts tun, um ihre Trauer zu verringern. Sie können die Eltern nur vor zusätzlichen Belastungen bewahren, indem sie selbst nichts anstellen, indem sie kein »zweites Sorgenkind« werden, indem sie Arbeiten im Haushalt übernehmen und gute Schulleistungen bringen. Vielleicht werden die Eltern dann wieder froh und nehmen auch das Geschwisterkind wieder wahr.

Auch im Streit mit Spielkameraden verhalten sich Kinder nach dem Tod eines Geschwisters manchmal zurückhaltender. Sie haben erlebt, dass jemand stirbt, mit dem sie gestritten haben, und sie konnten es nicht wieder gutmachen. Dabei besteht die Gefahr, dass überlebende Geschwister sich zu sehr anpassen oder mehr Verantwortung übernehmen, als für sie angemessen ist.

»Vielleicht wäre es besser, ich wäre gestorben.« Wenn Kinder die tiefe Trauer ihrer Eltern miterleben, glauben sie manchmal, dass die Eltern die verstorbenen Geschwister mehr geliebt haben als sie selbst. Sie fühlen sich überflüssig und mutmaßen, dass es den Eltern vielleicht lieber gewesen wäre, wenn sie selbst gestorben wären.

Zugleich werden sie eifersüchtig auf das Ausmaß der Gefühle, das das verstorbene Kind bei den Eltern auszulösen vermag. Irma zum Beispiel antwortet ihrer Mutter, die mit ihr schimpft: »Ich wünschte, ich wäre tot wie Hanna. Dann hättest du mein Bild auf dem Klavier stehen, und ich bekäme täglich deine Blumen.« (Brocher 1981:112)

»Bin ich schuldig?« Nach jedem Todesfall entstehen Schuldgefühle bei den Überlebenden. Beim Tod von Geschwistern sind sie besonders häufig, weil zur Geschwisterbeziehung auch Rivalität gehört. Geschwister versuchen immer, sich voneinander abzusetzen und sich gegenseitig zu übertrumpfen. Jetzt bekommen diese Haltungen plötzlich ein anderes Gewicht, und ehemals harmlose Auseinandersetzungen erscheinen als Missetaten. In dem Jugendbuch »Max, mein Bruder« quält sich die Zwillingsschwester nach dem Tod ihres Bruders, weil sie mit ihm gestritten hat. »Und seit ich wach war, ließ es mich nicht los. Ich hatte Max gekniffen, obwohl er so schwach war. Gekniffen hatte ich ihn. Und jetzt war er tot. Es hatte ihm doch wehgetan. Und alles nur, weil ich mich ein bisschen geärgert hatte. Und jetzt war er tot.« (Zeevaert 1995:92)

Manchmal glaubt ein Kind auch, den Tod verursacht zu haben, weil es vorher die Krankheit und die daraus für die Familie erwachsende Belastung nicht ertragen konnte. Es wünschte sich dann heimlich, dass alles bald beendet sei und wieder Normalität einkehre. Wenn nun das Geschwisterkind tatsächlich stirbt, fühlt es sich schuldig.

Schuldgefühle können auch entstehen, wenn das Kind glaubt, es hätte den Tod vermeiden können. Die ältere Schwester zum Beispiel quält sich mit den Gedanken, nicht genügend auf den kleineren Bruder aufgepasst zu haben. An einem Tag, an dem sie alleine ein Buch lesen wollte, rannte der Bruder auf die Straße und wurde überfahren. Auch das bloße Bewusstsein des Überlebens kann Schuldgefühle hervorrufen. »Ich lebe, und er musste sterben. Ich bin gesund, und er war so krank.«

Kinder äußern ihre Schuldgefühle oft nicht, aber sie zeigen sie in ihrem Verhalten. Wenn Kinder zum Beispiel nicht mit zur Beerdigung gehen wollen, kann dies auf versteckte Schuldgefühle hindeuten. In solchen Situationen soll man die Kinder nicht zwingen, aber man soll sich später Zeit nehmen und die Frage der Schuld in einer entspannten Situation ansprechen.

Hilfen für trauernde Geschwister

Elisabeth Kübler-Ross begleitet sterbende Kinder und ihre Familien und achtet dabei besonders auf die Geschwister. Sie sagt: »Solche Krankheiten sind noch viel schwerer für die Geschwister als für den Patienten.« (1984:18) Sie leitet auch Gruppen mit Geschwistern todkranker Kinder und spricht dort viel über Eifersucht und Ungerechtigkeit. Wenn ein Kind stirbt, führt sie die Geschwister ohne die Eltern zu der toten Schwester oder dem toten Bruder, um ihnen die Möglichkeit zu geben, den Leichnam zu sehen, Fragen zu stellen und sich auf ihre Art zu verabschieden. »Viele von ihnen bringen einen speziellen kleinen Liebesbrief, eine Blume oder ein Lieblingsspielzeug mit und ›schmuggeln‹ es leise unter das Kissen.« (Kübler-Ross 1984:21)

Frau Kübler-Ross warnt auch mit Blick auf die Geschwister vor zu schnellen und unüberlegten Veränderungen in der Außenwelt. Viele Eltern möchten nach dem Tod eines ihrer Kinder Orte der Erinnerung fliehen. Sie wollen zum Beispiel nicht mehr in der Straße wohnen, auf der ihr Kind überfahren wurde, sie möchten nicht mehr das Zimmer betreten, in dem es so gelitten hat. Doch man kann nicht vor der Trauer weglaufen. Die Flucht tut niemandem gut; für Geschwister ist sie sogar bedrohlich, denn sie verlieren durch den Tod oft den Rückhalt in ihrer Familie. Die Eltern sind weniger zugänglich, die Stimmung zu Hause ist gedrückt, das Leben ist durcheinander geraten. Umso mehr brauchen sie jetzt den Rückhalt ihrer Kameraden und Freunde, Sicherheit in ihrer vertrauten Umgebung und in alltäglichen Routinen, weil sich nur so allmählich wieder ein Gefühl für Normalität einstellen kann. Nach den Erfahrungen und Beobachtungen von Kübler-Ross ist es das Schlimmste, was man Kindern antun kann, wenn man sie in einer Periode von intensivem Kummer und schwerer seelischer Erschütterung auch noch aus ihrem vertrauten Lebensumfeld herausreißt.

Manchmal sind Eltern durch den Tod eines Kindes so verunsichert, dass sie eine übergroße Sorge um die noch lebenden Kinder entwickeln. Sie können nicht mehr unbefangen mit ihnen umgehen, denn in jeder Ecke wittern sie Gefahren, vor denen sie ihre Kinder schützen möchten. Diese Angst ist zwar verständlich, dennoch ist es wichtig, dass die überlebenden Geschwister ein ganz normales Leben führen dürfen – ein Leben mit allen Gefahren und Risiken, die zum Alltag der Kinder gehören und an denen sie wachsen können.

Buchempfehlungen

Sigrid Zeervaert: **Max, mein Bruder.** Die Autorin beschreibt einfühlsam, wie das Mädchen Jo die Krankheit, das Sterben und den Tod seines Zwillingsbruders erlebt. Sie verschweigt nicht die Wut des Mädchens darüber, dass die Krankheit ihr eigenes Leben so verändert und belastet. Aus dem Blickwinkel einer etwa Zwölfjährigen werden die Trauer der Eltern, die Fragen der jüngeren Geschwister und die Hilflosigkeit der Klassenkameradinnen angesichts des Todes dargestellt.

Jo beschreibt ihre Beziehung zum toten Bruder, ihre gemeinsamen Streiche, ihre Rivalität und mit fortschreitender Krankheit immer mehr Nähe und Gemeinsamkeit. Jo zieht um in sein Zimmer, bringt dem Bruder durch ihre Erzählungen die Welt ans Krankenbett und kann in der Stunde des Sterbens bei ihm sein. Über den ersten Schultag nach der Beerdigung schreibt sie:

»Wir standen voreinander und wussten nicht recht, was wir sagen sollten. ›Wie geht's?‹ Alex sah mich unsicher an. Mir schossen wieder die Tränen in die Augen. [. . .] Veronika hielt plötzlich meine Hand fest. ›Und‹ . . . Winne stockte. ›War es schlimm, als er gestorben ist?‹ Ich musste wieder schwer schlucken. Veronika hielt immer noch meine Hand fest. ›Ich weiß nicht.‹ Ich zögerte. ›Irgendwie war es sogar auch schön.‹ Alex sah mich erschrocken an. ›Wir waren bei ihm‹, sagte ich. ›Er war nicht allein. Und . . . und wir waren es auch nicht.‹«

Peter Pohl, Kinna Gieth: **Du fehlst mir, du fehlst mir!** Dieses Buch ist für ältere Kinder, Jugendliche und Erwachsene geeignet. Kinna Gieth wird mit dem Tod ihrer Zwillingsschwester nicht fertig. Sie wendet sich an den Jugendbuchautor Peter Pohl, und beide zusammen schreiben auf, wie alles gewesen ist. Tagebucheintragungen und Texte, teils von Peter Pohl, teils von Kinna Gieth geschrieben, machen das Buch so einfühlsam und so ehrlich.

Die Zwillinge, im Buch Cilla und Tina genannt, sind unzertrennlich. Als die vierzehnjährige Cilla bei einem Autounfall ums Leben kommt, weiß Tina nicht, wie sie alleine weiterleben soll. Tina quält sich mit Schuldgefühlen, weil sie eine Sekunde vor der Schwester über die Straße gelaufen ist und dem Tod entkommen ist. Sie leidet darunter, dass sie der Schwester ihre Liebe so selten gezeigt hat. »Ich hab dich so schrecklich gern. Warum konnte ich dir das nie sagen, während du gelebt hast?«

Nachts wird Tina von Alpträumen heimgesucht, manchmal hat sie Angst, verrückt zu werden, und versucht in eine Liebesepisode zu fliehen, um alles zu vergessen. Erst später erkennt sie, dass das Auf und Ab der Gefühle zur Trauer gehört. »Das alles ist nur Trauer, obwohl es wie Freude und Vergessen und Verrat an Cilla aussah.« Tinas Trauer ist doppelt schwierig. Als eineiige Zwillingsschwester muss sie sich aus der Bindung an ihre verstorbene Schwester lösen. Sie fehlt ihr überall. Wenn sie in den Spiegel schaut, glaubt sie, ihre Schwester zu sehen. Dann spricht sie mit ihr und merkt doch, dass sie sich abgrenzen muss. Manchmal schlüpft sie in die Rolle der Schwester, verhält sich zu Hause wie diese, um die Mutter zu trösten. Einige Klassenkameraden meiden Tina, weil sie durch ihr Aussehen immer wieder an die tote Schwester erinnert werden. Deshalb lebt sie im Ferienlager auf. »Hier zuckt niemand zusammen, weil er plötzlich dem lebenden Spiegelbild einer Person gegenübersteht, die soeben gestorben ist.«

Neben der sehr einfühlsam beschriebenen Trauer kommen in diesem Buch die Probleme junger Mädchen, ihre Selbstfindung und die Abgrenzung gegenüber der Zwillingsschwester zum Ausdruck.

Hilfen für Kinder im Trauerprozess

Kinder werden durch den Tod ihrer geliebten Bezugsperson häufig stärker getroffen, als Erwachsene sich das vorstellen können. »Der Erwachsene verteilt seine Liebe auf mehrere Beziehungen: Er liebt den Ehegatten, seine Eltern, Kinder und Freunde, seine Arbeit, seine Freizeitbeschäftigung. Das Kind dagegen investiert seine gesamten Gefühle in seine Eltern. Außer in sehr ungewöhnlichen Fällen ist diese einfache Beziehung unermesslich viel reicher und fester als alle noch so engen Bindungen des Erwachsenen. Nur in der Kindheit kann deshalb der Tod alle Möglichkeiten des Liebens und Geliebtwerdens auf einmal vernichten und ist der Mensch vor eine so schwere Aufgabe der Neuanpassung gestellt.« (Furman 1977:22) Kleine Kinder können ihre Trauergefühle nicht so ausdrücken wie Erwachsene. Dies bedeutet aber nicht, dass sie nicht ebenso, vielleicht sogar noch mehr trauern.

Das Kind auf Verluste vorbereiten

Jedes Kind kann durch den Tod einer Bezugsperson getroffen werden. Dieses Erlebnis ist umso schwerer zu verarbeiten, je weniger das Kind darauf vorbereitet wurde. Deshalb schlägt Kliman für Kinder eine »psychologische Immunisierung« vor. Der Begriff Immunisierung stammt aus der Medizin. Dem Körper werden beim Impfen geringe Dosen von Krankheitserregern zugeführt, die den Körper selbst nicht schädigen, ihn aber veranlassen, Antikörper zu bilden.

Auch bei der psychologischen Immunisierung geht es um eine vorbeugende Maßnahme – diesmal auf die Schwierigkeiten des Lebens: »Durch frühere tatsächlich gemachte oder in Gedanken vorgestellte Erfahrungen können Kräfte zur Bewältigung dessen entwickelt werden, was das Leben bringen wird.« (Kliman 1980:12) Durch den Tod eines Haustieres zum Beispiel kommt es zu einer Auseinandersetzung mit der Tatsache des Todes und zum Erleben der Trauer. Deshalb sollte ein gestorbenes Tier nicht sofort ersetzt werden, nur um die Trauer des Kindes zu beenden.

Auch der nahende Tod eines Familienangehörigen sollte den Kindern nicht verschwiegen werden, nur um sie nicht zu belasten. Kinder spüren sowieso die Stimmung um sich herum. Sie fühlen sich dann einsam mitten unter Menschen, die gedrückt aussehen, seufzen und doch so tun, als ob nichts wäre. Erst wenn mit den Kindern darüber gesprochen wird, was die Erwachsenen augenblicklich so belastet, fühlen sie sich dazugehörig. Dann erhalten auch sie Gelegenheit zum Abschiednehmen und zum »vorwegnehmenden Grämen« (Parkes 1978:171). Zwar kann das vorwegnehmende Grämen die Trauer nicht ersetzen, aber es kann darauf vorbereiten.

Veränderungen in der Außenwelt vermeiden

Jeder Todesfall erzeugt Unsicherheit bei Kindern, und zwar noch mehr als bei Erwachsenen. Ihre Gefühlswelt gerät ins Wanken und deshalb brauchen sie in der Außenwelt so viel Stabilität wie möglich. Man sollte größere Veränderungen in der Lebensweise, wie zum Beispiel den Eintritt in den Kindergarten oder einen Umzug, möglichst hinausschieben und das Kind auf diese Veränderungen vorbereiten. Die alltäglichen Routinen aus der Zeit vor dem Todesfall geben dem Kind danach Sicherheit und das Gefühl, dass das Leben weitergeht.

Kinder vom eigenen Kummer nicht ausschließen

Eltern glauben oft, stark sein zu müssen, um ihre Kinder nicht zu belasten. Doch dies kann dazu führen, dass das Kind seine eigenen Gefühle als Schwäche erlebt und sie verdrängt. Eltern können ihren Kummer nicht vor ihren Kindern verbergen. Selbst wenn Kinder über die tatsächlichen Ereignisse nichts erfahren, spüren sie doch, dass etwas nicht stimmt. Sie lassen sich dann von den Gefühlen anstecken, die Situation aber ist ihnen unheimlich, weil sie sich die Zusammenhänge nicht erklären können und sich nicht trauen zu fragen. Ist das Kind traurig, während alle anderen mit der Situation scheinbar besser fertig werden, fühlt es sich schwach und einsam. Dann muss es seine Gefühle abwerten wie Michael, der sagte: »Weinen ist feige.«

Ein Kind hingegen, das am Kummer der Erwachsenen teilnehmen kann, lernt auch, zu seinen eigenen Gefühlen zu stehen. Sie sind nicht mehr so verwirrend, können ausgesprochen und mit anderen geteilt werden, und das erleichtert die Trauer.

Rituale geben Sicherheit

Früher war die Trauer normaler Bestandteil des Lebens und es gab bestimmte, für alle verbindliche Formen der Trauer. Heute fehlen diese Rituale. Rituale sind aber eine Möglichkeit, die eigenen Gefühle in Handlungen auszudrücken. Sie geben Halt und Orientierung in einer Zeit der Verwirrung und der Verunsicherung.

Welche Rituale kann es für ein Kind geben? Oft entwickeln Kinder selbst Verhaltensweisen, die sie ständig wiederholen. Manche Kinder wiederholen bestimmte Spiele, die sie mit dem Verstorbenen gespielt haben, sie ahmen bestimmte Verhaltensweisen nach, ordnen alte Fotos oder tragen von sich aus Trauerkleidung. Als Jörgs Großvater starb, war er acht Jahre alt. Er hat sich monatelang geweigert, bunte Kleidung zu tragen, und immer nur denselben dunkelblauen Pullover angezogen.

Auch der gemeinsame Gang zum Friedhof, bei dem das Kind etwa die Blumen gießen darf, kann zu einem Ritual werden. Das Kind fühlt sich dazugehörig, es kann etwas für den Toten tun und erfährt durch den Besuch des Grabes etwas über die Endgültigkeit des Todes.

Soll das Kind am Begräbnis teilnehmen?

Das Begräbnis kann als ritualisiertes Abschiednehmen verstanden werden und ist deshalb sehr wichtig. Außerdem erfahren die Trauernden während der Trauerfeier Unterstützung durch andere, die mit ihnen trauern. Sie erleben, dass sie mit ihrem Kummer nicht allein sind und dass der Verstorbene von vielen Menschen geliebt wurde. Auch Kinder haben das Recht und das Bedürfnis, sich von einem geliebten Menschen zu verabschieden. Für die Teilnahme am Begräbnis sollte aber einiges bedacht werden:

- Kinder sollten nicht teilnehmen, wenn die erwachsenen Bezugspersonen zu aufgeregt sind und nicht die Zeit und die Kraft haben, sich um die Kinder zu kümmern. Auch wenn hysterische Reaktionen zu erwarten sind, sollte man Kinder von der Trauerfeier fern halten.
- Kinder sollten nur teilnehmen, wenn sie es selbst wünschen. Sie sollten niemals gezwungen werden. Wenn sie unsicher sind, wie sie sich entscheiden sollen, kann man ihnen auch vorschlagen, an einem anderen Tag mit ihnen allein zum Friedhof zu gehen.
- Kinder müssen vorher auf den Verlauf der Trauerfeier und auf das mögliche Verhalten der Erwachsenen vorbereitet werden. Sie müssen wissen, dass viele Erwachsene weinen. Es ist auch wichtig, die Kinder darauf vorzubereiten, dass die meisten Menschen schwarz angezogen sind.
- Wenn die Kinder zum engsten Familienkreis gehören, sollten sie vorher wissen, dass Fremde ihnen die Hand drücken und »Herzliches Beileid« sagen werden. Dabei kann man die Bedeutung dieses Ausspruchs erklären.
- Das Kind soll auch auf eigene Gefühle vorbereitet werden. Es muss wissen, dass ihm die Feierlichkeit des Be-

gräbnisses und die Stimmung der anderen Menschen sehr nahe gehen können und dass es unter Umständen auch selbst sehr traurig werden und weinen wird. Das Kind sollte vorher erfahren, dass all diese Gefühle richtig sind und dass es sich nicht zu schämen braucht.

- Während der Trauerfeier braucht das Kind eine ihm vertraute erwachsene Person in seiner Nähe, die während des Begräbnisses ruhige Nähe vermitteln kann und bereit ist, sich ganz um das Kind zu kümmern. Es darf sich in dieser außergewöhnlichen Situation nicht alleingelassen fühlen. »Jeder die Verantwortung übernehmende begleitende Erwachsene muss versuchen, die Fragen des Kindes auch während des Begräbnisses zu beantworten. Ständige körperliche Nähe und An-der-Hand-Halten sind notwendig als Rückversicherung für das Kind.« (Brocher 1981:58)
- Die Zeit der Teilnahme am Begräbnis kann begrenzt werden, wenn die Kinder noch klein sind und während des gesamten Gottesdienstes nicht stillsitzen können.

Gut vorbereitet und von einem aufmerksamen Erwachsenen begleitet, kann das Kind seine Teilnahme am Begräbnis als letzten Dienst für den Toten erleben. Außerdem verstärkt das Begräbniszeremoniell den Realitätssinn des Kindes und sein Wissen darüber, dass der Tote nicht wiederkommt.

Hilfen bei der Erinnerung an den Toten

Das Kind braucht Zeit zum Trauern und Zeit zum Abschiednehmen. Erwachsene sollten nicht glauben, dass Kinder schnell vergessen und deshalb hastig alle Erinnerungsspuren wegwischen. Wenn dem Kind geholfen wird, sich an den Verstorbenen zu erinnern, wird ihm auch geholfen, die Tatsache des Todes anzuerkennen und zu verarbeiten.

Häufige Gespräche über den Toten, ein Austausch darüber, wie er war und was er gerne tat, auch ein gemeinsames Lachen über lustige Erlebnisse mit ihm – all das hält den Verstorbenen so in Erinnerung, wie er wirklich war. Wenn Verstorbene zu positiv dargestellt werden, weil man eben über Tote nichts Schlechtes sagt, dann haben die Lebenden es schwer, sich selbst anzunehmen. Dies gilt besonders beim Tod eines von mehreren Kindern. Wird das verstorbene Kind hochgelobt, dann hat das überlebende Kind keine Möglichkeit, sich daneben zu behaupten. Es kann nur glauben, die Eltern liebten es weniger als das verstorbene Kind. »Der nagende Zweifel, dass es den Eltern vielleicht lieber gewesen wäre, wenn es selbst gestorben wäre, beginnt in jedem Kind in dem Augenblick, in dem sein Verhalten mit dem des verstorbenen Geschwisters verglichen wird.« (Brocher 1981:113)

Kleinere Kinder brauchen zur Erinnerung an den Toten nicht nur Gespräche. Die Sprache ist für sie zu abstrakt und ihnen zu fremd, um dadurch eine Beziehung zu dem Verstorbenen herzustellen. Jüngere Kinder erinnern sich an den Verstorbenen, indem sie Spiele und Tätigkeiten weiterführen, die sie vorher mit ihm unternommen haben, oder indem sie Verhaltensweisen des Verstorbenen übernehmen. Auch der Besitz von Gegenständen, die dem Verstorbenen gehörten, hilft ihnen, sich zu erinnern. Deshalb ist es wichtig, den Kindern etwas aus dem Besitz des Verstorbenen zu schenken, denn es entspricht ihrem Denken (dem so genannten »pars-pro-toto-Denken«), dass ein Gegenstand, der diesem Menschen gehörte, ihn vertreten kann.

Es gibt keine »richtigen« Gefühle und Verhaltensweisen

Kinder sollte man nicht dazu anhalten, ihre Trauer durch festgelegte Verhaltensweisen zu äußern. Trauer kann man nicht reglementieren, und jede Aufforderung wie »Nicht weinen!«, »Nicht lachen!« oder »Nicht wütend sein!« behindert das Kind darin, seine eigenen Gefühle auszuleben. Jedes Kind reagiert auf seine Weise auf den Verlust einer geliebten Person, und so soll es auch sein. Manche Kinder wollen ohne Ende über den Verstorbenen sprechen, andere wollen gar nicht sprechen. Manche weinen laut, andere scheinen unbeteiligt und manche lachen sogar. Das Lachen ist aber kein Zeichen von Gefühllosigkeit, sondern eher ein Zeichen von Verwirrung und Abwehr des Schmerzes.

Gerade in schwierigen, noch nie da gewesenen Situationen zeigt das Kind manchmal Verhaltensweisen, mit denen kein Erwachsener gerechnet hat. Eine Mutter berichtet, wie sich ihr fünfjähriger Sohn bei der Beerdigung seiner siebenjährigen Schwester verhält: »Wir gestalteten die Trauerfeier sehr persönlich und kindgemäß [. . .]. Auch der fünfjährige Bruder wollte mit dabeisein und unbedingt den Sarg mittragen. Vor lauter Spannung und Aufregung singt er laut ein bekanntes Lied der Fußballer. Auch das darf sein.« (Tausch-Flammer 1994:62)

Weinen tut gut

Weint ein Kind, so werden Eltern meist schnell aktiv, um dieses Weinen zu unterbinden. Sie lenken ab, trösten oder schimpfen sogar. Dabei ist Weinen meistens heilsam. Es entlastet von Spannungen. Etwas Festgefahrenes gerät in Bewegung. Wenn Kin-

der einmal richtig weinen, fühlen sie sich nachher meist besser.
Weinen bringt nicht nur der Seele Entlastung, sondern reinigt auch den Körper von Giften. Der Biochemiker Frey untersuchte die chemische Zusammensetzung menschlicher Tränen. Dabei fand er heraus, dass Tränen, die bei Kummer vergossen werden, eine andere Zusammensetzung haben als Tränen, die beim Zwiebelschneiden entstehen. »Kummer-Tränen« enthalten Substanzen, die sich bei Stress im Körper ansammeln. Durch das Weinen werden sie hinausgespült. (Nach Solter 1994:17)

Verhaltensveränderungen erwarten

Die Art und Weise, wie Kinder auf den Verlust eines geliebten Menschen reagieren, ist für Erwachsene oft schwer nachzuvollziehen und zu verstehen. Vielleicht bemühen sie sich um ein Gespräch, aber das Kind wendet sich ab. Vielleicht reagiert das Kind auf tröstende Worte mit Wut. Was auch immer das Kind tut, Erwachsene sollten ihm durch Worte oder durch ihr Verhalten vermitteln, dass sie seine Reaktionen respektieren.

In einer Geschichte von Linde von Keyserlingk (1977) ist Jimmys Vogel gestorben und die Mutter hat das Tier schnell weggeschafft. Enttäuscht und wütend läuft Jimmy fort, auf seinen Lieblingsbaum, und bleibt dort so lange, bis die Mutter sich Sorgen macht. Später kommt der Vater hinzu, setzt sich unter den Baum und sagt seinem Sohn, dass es gut ist, eine Zeit lang allein zu sein, wenn man traurig ist. Dann kann man sich über die verschiedenen Gefühle klar werden.

Kinder drücken sich anders aus als Erwachsene. Sie

können ihre Gefühle oft nicht in Worte fassen. Sie zeigen ihre Trauer im Spiel und auch in Verhaltensänderungen. Sie verlieren die Freude an Dingen, die ihnen zuvor wichtig waren, sie trauen sich manches nicht mehr zu, was sie vorher beherrschten. Sie verhalten sich plötzlich wieder wie kleine Kinder, die wieder ins Bett machen, gefüttert werden möchten oder nicht mehr alleine bleiben können. Solche Rückfälle auf überwundene Entwicklungsstufen werden in der Fachsprache »Regression« genannt. Es sind für Kinder übliche Reaktionen auf Stress. Die Eltern sollten das Kind in seinem Wunsch, wieder klein zu sein, vorübergehend unterstützen und es nicht lächerlich machen.

Auch Schlafstörungen, Ängste beim Einschlafen und Alpträume sind häufige Folgen. Es hilft nichts, dem Kind diese Ängste auszureden und etwa zu sagen: »Da ist doch nichts. Du brauchst doch keine Angst zu haben. Stell dich nicht so an!« Seine Ängste können dem Kind nicht verboten werden. Es kann sie nur überwinden, wenn es sie aussprechen darf und wenn sie ihm geglaubt werden, indem Eltern zum Beispiel sagen: »Das hat dich bestimmt sehr erschreckt . . .«

Eltern helfen ihrem Kind, wenn sie ihm in der schwierigen und verwirrenden Zeit der Trauer so viel Sicherheit und Zuwendung wie möglich geben. Dies wird ihnen um so leichter fallen, wenn sie Verhaltensänderungen als ganz normale Reaktion auf den Tod erwarten. Selbst bei Erwachsenen gehören zum Trauerprozess Zeiten, in denen sie aggressiv und schwierig werden. D'Arcy sagt dazu: »Es gibt Zeiten, in denen man Trauernden nichts recht machen kann. Man kann sie nur lieben.« (1993:28) – Um wie viel mehr gilt dieser Satz für Kinder!

Hilfe beim Aufbau neuer Beziehungen

Wenn man dem Kind genügend Zeit lässt, von dem Verstorbenen Abschied zu nehmen, kann es sich danach wieder neuen Menschen zuwenden und sich an sie binden. Es gilt aber auch: Kindliche Gefühle wechseln schneller als die von Erwachsenen. Zeiten von Fröhlichkeit unterbrechen bei Kinder den Trauerprozess und sollten ohne Schuldgefühle gelebt werden. Fröhlichkeit ist kein Verrat an dem Verstorbenen. Als der Schriftsteller Joachim Ringelnatz schwer krank war, schrieb er das folgende Gedicht an seine Frau (in: Das Gesamtwerk in sieben Bänden):

AN M.

Der du meine Wege mit mir gehst,
Jede Laune meiner Wimper spürst,
Meine Schlechtigkeiten duldest und verstehst – –.
Weißt du wohl, wie heiß du oft mich rührst?

Wenn ich tot bin, darfst du gar nicht trauern.
Meine Liebe wird mich überdauern,
Und in fremden Kleidern dir begegnen,
Und dich segnen.

Lebe, lache gut!
Mache deine Sache gut!

Mit Kindern über den Tod sprechen

Viele Eltern berichten, dass von allen Fragen, die Kinder stellen, diejenigen über den Tod am schwersten zu beantworten sind. Mütter finden Gespräche über Sexualität und Geburt weitaus leichter als Gespräche über den Tod. »Als ein großes Tabu-Thema ist der Tod an die Stelle der Sexualität gerückt.« (Kitzinger 1991:197) Eltern sind selbst nicht vorbereitet auf den Tod. Er ist nicht mehr Bestandteil ihres alltäglichen Lebens. Er ist ihnen fremd und unverständlich, und nun sollen sie Worte finden, dies Kindern zu erklären. Dabei brauchen und wollen Kinder manchmal gar keine umfangreichen Erklärungen. Sie haben ihre eigenen Vorstellungen und manchmal ganz bestimmte Fragen. Deshalb ist es wichtig, ihnen zuzuhören, um herauszufinden, was sie wirklich wissen möchten.

Auch wenn sie die Fragen nicht immer beantworten können, sollten Eltern ihnen nicht ausweichen. Es tut dem Kind gut zu erfahren, dass auch Erwachsene nicht alles verstehen und nicht immer eine fertige Antwort haben. Dann wagt es eher, schwierige Gedanken auszusprechen, und muss sich nicht allein damit quälen. Manchmal braucht das Kind nur jemanden, der zuhört und es tröstet und es nicht allein lässt. Viel mehr als umfangreiche Erklärungen helfen dem Kind die Nähe und die Aufmerksamkeit der Erwachsenen in seiner Umgebung. Eltern sollten offen für ein Gespräch sein, das Kind aber nicht dazu drängen. Vielleicht will es im Augenblick gar nicht sprechen. Auch wir Erwachsenen möchten nicht zu jeder Zeit über unsere Gefühle und über unseren Schmerz sprechen.

Sofortige Information über den Tod

Wenn ein geliebter Mensch stirbt, sollten dies auch die Kinder sogleich erfahren. Kinder spüren sowieso, wenn etwas nicht stimmt. Ihre eigenen Erklärungen für die angespannte Situation können oft schrecklicher sein als die Wirklichkeit, vor der die Erwachsenen das Kind schützen möchten. Eltern, die ausweichen oder schweigen, um ihr Kind zu schonen, erzeugen in Wirklichkeit eine Atmosphäre von Angst und Verunsicherung. Klare Informationen hingegen geben den Kindern Gewissheit, auch wenn dieses Wissen schwer zu ertragen ist.

Den Tod und den Toten beim Namen nennen

Da der Tod für Erwachsene selbst so unfassbar und so schwierig ist und da sie Kinder nicht belasten wollen, umschreiben sie die Tatsache des Todes oft mit anderen Worten. Kinder nehmen aber alles sehr wörtlich und machen sich dann falsche Vorstellungen.

Gefährliche Umschreibungen des Todes:

- »*Großvater ist eingeschlafen ...*« oder »*Er war alt und müde ...*«. Solche Aussagen können Ängste vor dem »Müde-Sein« und dem Einschlafen hervorrufen, weil Kinder befürchten, nicht mehr aufzuwachen. Es kann auch sein, dass Kinder dann nicht mehr älter werden möchten.
- »*Gott nahm ihn zu sich, weil er so gut war.*« Dann will das Kind nicht mehr gut sein oder es kann Gott als Feind erleben, der ihm den geliebten Menschen weggenommen hat.

- *»Großmutter ist auf eine lange Reise gegangen.«* Dann fragt sich das Kind, warum sie wegging, ohne sich zu verabschieden, und warum sie nicht zurückkommt. Das Kind glaubt vielleicht, dass die Verstorbene es nicht mehr mag, weil sie sich nicht mehr meldet und sogar seinen Geburtstag vergisst. Es sucht nach Gründen und könnte meinen, dass die Großmutter weggegangen ist, weil es ungezogen war.
- *»Er war krank.«* Hier müssen Erklärungen über schwere (tödliche) und leichte Erkrankungen folgen, damit das Kind nicht glaubt, bei jeder Erkältung sterben zu müssen.

Rabbi Grollman aus Boston hat ein Buch geschrieben, das Eltern und Kinder gemeinsam nach einem Tod lesen sollen. Gleich auf der ersten Seite wird das Kind aufgefordert, die Wörter »tot« und »sterben« laut auszusprechen. Er sagt den Kindern auch, dass diese Aufgabe ihnen vielleicht schwer fällt. »Die Wörter sind leicht auszusprechen und doch schwer zu sagen, weil es traurige Wörter sind, die vielleicht sogar Angst machen.« (Grollman 1976:2) Dennoch besteht Grollman darauf, dass die Kinder sie aussprechen, damit sie dieser Tatsache nicht ausweichen können.

Die Endgültigkeit des Todes betonen

Ebenso wichtig wie dem Wort »Tod« nicht auszuweichen ist es, die Endgültigkeit des Todes zu betonen und ausdrücklich zu sagen, dass der Tote nicht zurückkommt. Grollman sagt dies ganz deutlich: »Tot ist tot. Es ist kein

Spiel. Es ist wirklich so. Großvater ist fort. Er wird nie mehr zurückkommen.« (1976:3)

Die Endgültigkeit des Todes können kleine Kinder wohl eher durch Beispiele erfassen. Man kann mit ihnen zum Beispiel darüber sprechen, dass der Großvater nie mehr mit ihnen in den Zoo gehen wird oder dass die Großmutter keine Apfelpfannkuchen mehr backen kann. Zu solchen Informationen gehört auch immer die Tatsache, dass der Leichnam des Verstorbenen entweder in der Erde vergraben oder zu Asche verbrannt wird.

Was Endgültigkeit in diesem Fall bedeutet, ist für kleine Kinder auch deshalb schwer zu verstehen, weil der Tod in ihren Spielen vorkommt. Sie »erschießen« ihre Freunde, überfahren sie, und dann stehen die Getöteten wieder auf und das Spiel beginnt von neuem. Auch im Märchen ist der Tod oft nur ein langer Schlaf, wie bei Schneewittchen oder bei Dornröschen.

Falsche Erklärungen über die Ursache des Todes vermeiden

Kleine Kinder sehen sich im Zentrum der Welt. Sie glauben, dass alles eintrifft, was sie selbst denken und wünschen, und dass sie mit ihrem Verhalten die Umgebung beeinflussen können. Es entspricht ihren magischen Vorstellungen, dass sie nur den Teller leer essen zu brauchen, damit die Sonne scheint, oder dass es blitzt und donnert, weil sie ungezogen gewesen sind. So ist es nicht außergewöhnlich, wenn Kinder glauben, eigene böse Gedanken, ihr ungezogenes Verhalten oder sogar Todeswünsche hätten den Tod einer geliebten Person herbeigeführt. Unbedachte Äußerungen der Erwachsenen wie »Du bringst mich noch ins Grab« oder »Deine ewige Unruhe macht mich noch krank« bestärken Kinder in dieser Vorstellung.

Deshalb brauchen Kinder nach einem Todesfall klare Aussagen über die Ursache des Todes und sogar die ausdrückliche Versicherung, dass ihr Verhalten und ihre Gedanken mit dem Todesfall nichts zu tun haben. »Dem Kind muss dabei gesagt werden, dass die meisten Leute auch einmal ärgerlich sind mit denen, die sie lieben. Wenn man den Eindruck hat, dass sich das Kind am Tod dieses Menschen schuldig fühlt, kann man ihm sagen: ›Deine zornigen Gefühle hatten nichts mit seinem Tod zu tun. Er verstand das schon richtig und wusste, dass du ihn gern hattest.‹« (Reed 1979:33)

Sich auf immer wiederkehrende gleiche Fragen vorbereiten

Trauernde Menschen möchten immer wieder von dem Verstorbenen sprechen, und sie verfolgen immer wieder die Ereignisse zurück, die zum Tode führten. Sie erzählen sich die Geschichte selbst, hören sich dabei zu, um allmählich das Unvorstellbare glauben zu können.

Kindern ergeht es nicht anders. Sie sind nicht etwa unkonzentriert, wenn sie die Fragen, die man ihnen doch gerade ausführlich beantwortet hat, noch mal stellen. Sie können einfach nicht fassen, was geschehen ist, und versuchen, das tragische Ereignis durch häufiges Nachfragen zu verstehen. Sich wiederholende Fragen verlangen Geduld. Es kann auch sein, dass ein Kind so viel fragt, weil es wünscht, dass jemand zuhört und sich um es kümmert.

Von der Schwierigkeit zu trösten

Traurige Kinder belasten Erwachsene sehr. Sie wollen alles tun, um die Kinder wieder fröhlich zu sehen. In ihrer Not greifen sie zu Trostworten, die den Kindern aber nicht helfen.

Trostworte, die nicht trösten:

- »*Später erzähl ich alles. Jetzt bist du noch zu klein.*« Mit diesem Ausspruch verweigert man dem Kinde die Unterstützung und überlässt es seinen eigenen unwirklichen Vorstellungen.
- »*Sei nicht so traurig. Ich kaufe dir ein Eis.*« Hier soll das Kind von seinem Schmerz abgelenkt werden und mit Schönem gelockt werden. Es ist eine häufig vorkommende Technik der Erwachsenen, wenn sie kindliche Schmerzen, Traurigkeit und Angst nicht ertragen können.
- »*Du bist noch jung. Das Leben geht weiter.*« oder »*Es hätte schlimmer kommen können.*« Diese Worte nehmen den augenblicklichen Schmerz nicht ernst.
- »*Ich weiß genau, wie du dich fühlst.*« Die Aussage soll Mitgefühl ausdrücken, verkleinert aber den augenblicklichen Schmerz zu einem »Allerweltsschmerz«.
- »*Wer weiß, wozu es gut ist. Vielleicht kannst du daraus lernen.*« Dieser Ausspruch ist überheblich. Denn auch wenn ein Todesfall zur Reifung führt – niemand stirbt, damit andere durch seinen Tod reifen können.

Allen diesen Trostworten ist gemeinsam, dass sie den Verlust verringern, die Trauer wegwischen. Sie schützen das trauernde Kind nicht, sie schützen nur den tröstenden Erwachsenen vor der Trauer des Kindes. »Einen Menschen – angewiesen auf Trost – mit Floskeln zu vertrösten hieße, den Verlassenen noch einmal zu verlassen.« (Weber 1988:22) Wer wirklich trösten will, darf die Trauer nicht verkleinern, dem Trauernden seinen Schmerz nicht ausreden. Trösten geht auch ohne Worte, indem wir dem trauernden Kind seine Gefühle lassen, sie anerkennen und aushalten. Trost kann auch heißen: Einfach da sein, Zeit haben, daneben sitzen, das Kind in den Arm nehmen, gemeinsam weinen.

Kindliche Fragen können Erwachsene in Verlegenheit bringen

Nach dem Tod eines geliebten Menschen können Kinder Fragen stellen, die Erwachsene hilflos machen. Fragen über den Sinn des Todes, über ein Weiterleben, über die Ungerechtigkeit dieses besonderen Todes und über Gott, der all das zulässt, können Erwachsene oft für sich selbst nicht beantworten. Deshalb ist es für sie umso schwieriger, eine Antwort zu finden, die dem Kind entspricht. Gerade bei schwierigen Fragen sollten Erwachsene nicht vorschnell eine Lösungen anbieten, sondern zunächst einmal genau hinhören, was das Kind wissen möchte. Wer versucht, Kindern in dieser Sache zu antworten, muss wissen, welcher Überzeugung er selbst ist, wenn er nicht unglaubwürdig werden will. Wir können Kindern nichts vormachen. Sie spüren sofort, ob wir an unsere eigenen Antworten glauben und was uns selbst nicht klar ist.

Bücher – die gedruckten Helfer

Bilderbücher und Kinderbücher, die das Thema Tod behandeln, sind relativ neu. In den 70er Jahren kam es in der Kinderliteratur zu einer Wende. Die Bücher stellten nun die alltägliche Umgebung der Kinder dar, die Helden waren »ganz normale Kinder«, in denen die kleinen Leser sich wieder finden konnten. Auch die Themen änderten sich. Alltägliche Probleme, wie Schwierigkeiten in der Familie, wie Scheidung oder das Altwerden, allein erziehende Eltern und Sexualität, wurden nun behandelt. Die Bücher sollten den Kindern bei der Bewältigung ihrer Wirklichkeit helfen.

In dieser Zeit entstand die Ravensburger Fotobilderbuch-Reihe »Ich und die Welt«, die es sich zur Aufgabe machte, Gedanken und Gefühle von Kindern zu schildern, die mit nicht alltäglichen Problemen konfrontiert waren. Die Herausgeberinnen wünschten, dass die Erfahrungen des im Buch geschilderten Kindes anderen Kindern bei der Bewältigung von unvorhergesehenen oder außergewöhnlichen Ereignissen helfen sollten, indem sie mögliche Belastungssituationen gedanklich vorwegnahmen. Themen dieser Bücher waren: »Ich bin jetzt im Krankenhaus«, »Ich bekomme einen Bruder« oder »Ich bin jetzt in der Schule«. Der achte Band mit dem Titel »Ich will etwas vom Tod wissen« erschien im Jahr 1979.

Erst Ende der 80er Jahre wurde das Thema »Tod« in mehreren Kinderbüchern aus verschiedenen Verlagen behandelt. 1978 bekam das Buch »Servus Opa, sagte ich leise« von Elfie Donnelly den Jugendbuchpreis. Damit wurde ein Buch geehrt, das den Tod nicht nur am Rande erwähnte, sondern zum Thema machte.

Das realistische Kinderbuch, in den 70er Jahren als Neuerung gefeiert, wird heute kritischer betrachtet. Ein Realismus um jeden Preis, der sich mit der Darstellung der »kaputten« Welt und alltäglicher Probleme begnügt, lässt der Phantasie zu wenig Raum. Sind die pädagogischen Absichten zu offensichtlich, ist das Buch nicht mehr spannend, sondern belehrend. Ein gutes realistisches Kinderbuch geht über die reine Nachbildung bestehender Verhältnisse hinaus. Die Kinder als Leser werden ernst genommen, ihnen wird das Leben zugemutet, so wie es ist. Durch die Teilnahme am Leben der Helden öffnet sich ihnen eine neue Welt, erkennen sie Wege, die von den üblichen abweichen. Außerdem werden Themen angesprochen, über die sonst gerne geschwiegen wird.

Wie können Bücher über den Tod helfen?

Das Buch als Informationsvermittler. Kinder wollen viel über den Tod wissen, sie machen sich Gedanken, stellen viele Fragen. Ein Buch kann Informationen geben, wie jemand gestorben ist, wie die Umwelt reagiert, wie der Tod zu verstehen ist.

Das Buch als Gesprächsanlass. Da es den Eltern oft schwer fällt, mit ihren Kindern ein Gespräch über den Tod zu führen, können Bücher und die Geschichten darin ein brauchbarer Einstieg sein. Wenn Kinder nach dem Tod fragen, weichen Erwachsene oft aus, weil sie nicht wissen, wie sie antworten sollen. Das Buch kann die »Redehemmung« der Erwachsenen überwinden und zu einem Gespräch anregen. Die Eltern brauchen nicht jede Antwort selbst zu finden. Sie haben durch das Buch eine Vorgabe, ein Gerüst, an dem sie sich entlangtasten können.

Gespräche über andere als Schutz vor zu viel Nähe. Über den Tod und die dabei entstehenden eigenen Gefühle zu sprechen fällt Eltern und Kindern schwer. Es ist viel leichter, über die Figuren des Buches zu sprechen, ihre Gefühle und Verhaltensweisen zu verstehen und sich dabei den eigenen Gefühlen anzunähern. Viele Bilderbücher zu diesem Thema handeln nicht von Menschen, sondern von Tieren, die aber so leben und sich so verhalten wie Menschen. Dadurch wird ein Abstand geschaffen. Das Kind kann sich in die Gedanken der Tiere hineinversetzen, ohne selbst unmittelbar angesprochen zu sein.

Die eigenen Gefühle in fremden Gestalten erleben. Wenn ein Kind dem Tod begegnet, glaubt es oft, ganz allein zu sein. Im Buch wird dann ein anderes Kind geschildert, das ein ähnliches Erlebnis hatte. Mit diesem Kind gemeinsam kann es hoffen, kann es Gefahren bestehen, sich wehren. Es kann verzweifeln, weinen und getröstet werden. Durch die Teilhabe werden die eigenen Gefühle verständlicher. Es spürt, dass es noch jemanden gibt, der ähnlich fühlt und denkt. Es beobachtet, wie das andere Kind mit dem Leben zurechtkommt, sieht Lösungen, die es selbst vielleicht nicht gefunden hätte, die ihm aber weiterhelfen können. Mit dem Helden des Buches kann das Kind seinem Alltag entfliehen, es kann in eine andere Welt eintauchen und diese gestärkt wieder verlassen.

Gefühle finden ihre Sprache. Die Zeit der Trauer ist verwirrend und verunsichernd. Im Buch werden Zusammenhänge in Worte gefasst oder am Beispiel von Menschen oder Tieren veranschaulicht, die das lesende Kind vielleicht erahnt, aber noch nicht wirklich versteht. Das Unbenennbare wird benannt, das vage Gefühl konkretisiert. Was ausgesprochen werden kann, macht weniger Angst.

Das Buch als Vorbereitung auf schwierige Situationen. Wenn in Büchern belastende Situationen dargestellt werden, kann das Kind sie aus einem gewissen Abstand betrachten und sich darauf einstellen, dass solche Belastungen möglich sind. Freut sich ein Mädchen zum Beispiel riesig auf die Geburt eines Geschwisterchens, weil es eine große Puppe erwartet, kann ein Buch zu diesem Thema Enttäuschungen vorbeugen. Das Kind wird erfahren, dass Babys nicht nur süß, sondern auch anstrengend sind.

Das Buch »Ich bekomme einen Bruder« zum Beispiel informiert darüber, dass Babys nachts noch nicht durchschlafen können und die anderen stören, dass die Eltern müde und abgespannt sind und dass ältere Geschwister meinen, vernachlässigt zu werden. Treffen diese im Buch dargestellten Situationen dann ein, ist das Kind nicht mehr so erschreckt, denn es wurde darauf vorbereitet.

Kinderbücher als Hilfe für Eltern. Eltern wissen oft nicht genau, wie Kinder bestimmte Situationen erleben, und sie sind deshalb unsicher, wie sie sich den Kindern gegenüber verhalten sollen. Sie können aber aus Kinder- und Jugendbüchern, die von Tod und Trauer handeln, Einblick gewinnen. Sie bekommen, ohne die eigenen Kinder befragen zu müssen, Hinweise darüber, wie Kinder bestimmte Situationen erleben und wie Eltern bestimmte Fragen beantworten können.

Man braucht die Bücher nicht gemeinsam mit den Kindern zu lesen. Es genügt auch, sich mit Hilfe das Buches vorzubereiten und später mit den Kindern in der eigenen Sprache zu reden. Aus dem Buch »Da war es auf einmal so still« von Linde von Keyserlingk (1997) können Eltern viel über Kinder lernen, ohne sich belehren lassen zu müssen. Das Buch beschreibt in einzelnen sehr einfühlsam geschilderten Geschichten, was in Kindern vorgeht, wenn sie eine geliebte Person verloren haben oder ihr eigenes Leben bedroht ist.

Kinderbücher zwischen Hoffnung und Schmerz

Autoren von Kinderbüchern, die die Themen »Tod« und »Sterben« wählen, sind mutig, denn sie brechen mit einem Tabu unserer Gesellschaft. Sie zeigen, dass auch schon mit Kindern über den Tod geredet werden kann. Doch wie darüber geredet wird, ist ganz unterschiedlich. In vielen Büchern wird die Trauer angesprochen und die Kinder dürfen weinen. Doch sie lassen sich schnell trösten. Das Leben geht weiter. Die Kinder scheinen den Tod ihrer wichtigsten Bezugspersonen schnell zu verarbeiten. Diese Bücher sollen Hoffnung vermitteln und Kindern helfen, trotz schwerer Verluste das Leben zu bejahen. Das ist wichtig.

Dennoch fehlt in diesen Büchern die dunkle Seite der Trauer, nämlich Gefühle wie Angst, Wut oder Schuld, Anschuldigungen und Streit. Diese Gefühle, die auch zur Verarbeitung des Todes gehören, werden nicht selten verschwiegen – wohl um die Kinder zu schonen. Der Tod ist zwar kein Tabu-Thema mehr, auch das Weinen ist erlaubt, doch ein ganz wichtiger Bereich wird ausgeblendet. Negative Gefühle im Zusammenhang mit dem Tod kommen nicht vor, sie sind weiterhin tabu. Wenn Kinder nun negative Gefühle spüren, werden sie damit allein gelassen. Schlimmer noch, ihnen werden Helden gezeigt, die so viel geduldiger, freundlicher und leichter zu trösten sind und neben denen sie vielleicht als Versager dastehen.

Die Bücher, in der guten Absicht geschrieben, den Kindern zu helfen und ihre Angst zu verringern, können manchmal sogar Angst erzeugen, nämlich dann, wenn es den Kinder nicht gelingt, ihre Gefühle wie die Helden im

Buch zu beherrschen. Sie befürchten dann, dass etwas mit ihnen nicht stimmt. Es könnte sie dagegen beruhigen zu erfahren, dass starke Gefühle zum Tod gehören. Auch andere Menschen haben solche Gefühle, das ist ganz in Ordnung. Wenn sie dann noch sehen, wie andere Kinder mit solchen Gefühlen fertig werden, haben sie tatsächlich einen Gewinn.

Gute Bücher leben aus dem Spannungsfeld zwischen Hoffnung und Schmerz. Verbreitet ein Buch nur Hoffnung, ist es zu oberflächlich. Stellt ein Buch nur den Schmerz dar, hilft es möglicherweise den Kindern nicht, den Schmerz auszuhalten, sondern zieht sie noch mehr hinab.

Besprechung einzelner Bücher

Im Folgenden sollen einzelne Kinder- und Jugendbücher vorgestellt werden, die mir gefallen haben. Es ist eine persönliche Auswahl. Es mag ein Zufall sein, dass mehrere darunter aus Skandinavien kommen.

Bücher über den Tod alter Menschen

Viele Kinderbücher behandeln den Tod alter Menschen. Dies entspricht auch der Erfahrungswelt der Kinder, denn für sie wird oft der Tod der Großeltern zur ersten Begegnung mit dem Tod. Es gibt hierüber viele gute Bücher. Sie beschreiben die besondere Beziehung des Kindes zu seiner Großmutter oder zu seinem Großvater, die Trauer des Kindes und was von den Großeltern in dem Kind weiterlebt. In diesen Büchern ist Sterben ein trauriger, aber ein natürlicher Vorgang. Der Tod der Großeltern wird eingebettet in den Kreislauf der Natur. Ich greife drei Bücher heraus, weil sie einen ganz unterschiedlichen Zugang zu den Themen »Tod« und »Trauern« haben.

Das Licht in den Blättern von Margaret Wild und John Brooks

Großmutter und Enkeltochter leben zusammen und teilen sich die Arbeit im Haushalt. Eines Tages kommt die Großmutter nicht zum Frühstück. Sie ist müde, will nichts essen und schläft fast den ganzen Tag. Die Enkeltochter übernimmt die täglichen Arbeiten. »Sie versuchte bei der Arbeit zu pfeifen. Es gelang ihr jedoch nur ein einsames kleines ›Quiek.‹«

Am nächsten Tag steht die Großmutter auf, und obwohl sie schwach und müde ist, geht sie in die Stadt. »Ich habe heute viel zu tun«, sagt sie. »Ich muss bereit sein.« Sie bringt die Bücher zurück zur Bücherei und leiht keine neuen mehr aus, bezahlt Rechnungen und löst ihr Konto auf. Dann schlägt die müde Großmutter vor, ein Festmahl zu halten, nicht für den Magen, denn Hunger hat sie nicht mehr, aber für die Augen. So spazieren sie beide langsam durch die Stadt. Sie sehen, wie das Licht in den Blättern glitzert, wie sich die Landschaft im Wasser spiegelt. Sie hören die Vögel, sie riechen die warme Erde und schmecken den Regen, bis ihre Sinne satt sind.

Dann gehen sie nach Hause. Die Enkeltochter krabbelt zur Großmutter ins Bett, kuschelt sich an sie und hält sie fest, so wie die Großmutter sie früher gehalten hatte, als sie klein war und böse Träume hatte. Das letzte Bild zeigt, wie das kleine Mädchen alleine am Teich steht und zum Himmel schaut.

Es ist ein Bilderbuch voller Licht und Farben. Das Sterben wird an Tieren, an einer Schweinefamilie dargestellt, und es stirbt kein Kind, sondern die Großmutter. Das schafft dem betrachtenden Kind eine gewisse Distanz zu einem schwierigen Thema. Doch wie das Sterben dargestellt wird, ist beeindruckend. Die Großmutter ist mit dem Tod einverstanden. Sie schließt ihr Leben ab, bringt alles in Ordnung und kann noch einmal die Schönheiten der Welt genießen und sie an ihre Enkelin weitergeben.

Es ist ein schönes Buch. Die großflächigen Aquarelle sind zart und können doch die Stimmung genau einfangen: die Müdigkeit der Großmutter, die Traurigkeit der Enkelin und vor allem die Schönheit der Natur.

Großvater und ich und die traurige Geschichte mit dem kleinen Kätzchen von Marlee und Benny Alex
Maria fährt in den Ferien zu ihren Großeltern aufs Land. Hier darf sie auf dem Bauernhof helfen, die Tiere pflegen und sie füttern. Doch dann findet Großvater ein totes Kätzchen. Maria will es nicht glauben und besteht darauf, dass es nur schläft. Doch der Großvater erklärt ihr, was Tot-Sein bedeutet. Viele Fragen schließen sich an: »Tut sterben weh?«, »Musst du auch einmal sterben?«, »Stirbst du gerne?« Großvater weicht keiner Frage aus. Er erklärt ihr, dass er nicht gerne stirbt, aber auch keine Angst vor dem Tod hat.

Später stirbt der Großvater. Maria kann sich noch im Krankenhaus von ihm verabschieden. Als sie dann wieder in den Ferien aufs Land fährt, diesmal zur Großmutter, fehlt der Großvater ihr sehr. »Weine nur, Maria«, sagte Großmutter, die ihr gefolgt war. »Ich habe auch geweint, weil Großvater mir so fehlt. Weinen hilft.« Maria darf nicht nur weinen, sie bekommt auch Antworten auf ihre Fragen und Trost.

Dieses Buch wurde von einem christlichen Standpunkt aus geschrieben. Deshalb ist es nicht traurig, sondern vermittelt Hoffnung auf ein ewiges Leben. Es endet damit, dass Maria sich auf die kleine Wiese setzt, über die sie so oft mit dem Großvater gegangen ist, an ihn denkt und betet: »Lieber Gott [. . .]. Ich bin froh, dass du den Himmel gemacht hast, damit wir nicht so traurig sein müssen [. . .].«

Es ist ein Bilderbuch mit beeindruckenden Fotos. Es gibt Trost und Hoffnung, weil es an ein Leben nach dem Tode glaubt. Dies ist ungewöhnlich, denn die meisten Kinderbücher sehen einen Trost allein darin, dass der Verstorbene in der Erinnerung seiner Freunde weiterlebt. Aussagen über das Jenseits gibt es selten, obwohl Kinder, auch wenn sie nicht christlich erzogen werden, gerne an ein Weiterleben glauben, weil sie sich nicht vorstellen können, dass plötzlich alles aufhört.

Erzähl mir von Oma von Guus Kuijer
Maslief erhält die Nachricht, dass ihre Oma gestorben ist. Sie ist darüber nicht traurig, denn sie kennt die Oma kaum. Sie wundert sich nur, dass ihre Mutter, die ja Omas Kind ist, nicht weint und ihre Fragen lästig findet.

»›Du hast schlechte Laune‹, sagt sie. ›Ach ja?‹ ›Du sollst lieber ’n bisschen weinen.‹ Sie guckt in die Augen ihrer Mutter, aber die bleiben trocken.« Auch der Opa weint nicht, er sagt sogar, dass die Oma nicht lieb war, aber ein guter Mensch. Maslief möchte mehr über ihre Oma wissen. Doch erst als sie eine Weile beim Opa wohnt, entdeckt sie nach und nach, was für eine Frau die Oma war. Als junge Frau wollte die Oma viel lernen und die Welt entdecken. Sie wollte keine Touristin sein, sondern mehr so eine Art Forschungsreisende. Doch sie folgte ihrem Mann aufs Dorf, wo sie sich eingesperrt fühlte und verbittert wurde. Das machte sie so hart und abweisend, so dass die Menschen ihrer Umgebung sich von ihr abwandten.

Je mehr Maslief über ihre Oma erfährt, um so verständlicher wird ihr Verhalten, und Maslief bedauert, sie nicht gekannt zu haben. »Doch schade, dass sie jetzt tot ist«, sagt Maslief. »Vielleicht hätte ich es ihr zeigen können, das Schmusen.« Sie traut sich nicht, ihre Mutter anzusehen. Sie findet sich selbst ziemlich vorlaut. Aber zum Glück lacht ihre Mutter sie nicht aus. Sie sagt: »So was – daran hab ich überhaupt noch nicht gedacht. Vielleicht hättest du's geschafft.«

Es ist ein ungewöhnliches Buch. Im Unterschied zu anderen Kinder- und Jugendbüchern zu diesem Thema geht es nicht um die Trauer nach dem Tod eines geliebten Menschen, sondern um die Trauer über verpasste Zuwendung, die nicht mehr nachgeholt werden kann.

Bücher über den Tod von Kindern

Auf Bücher über den Tod von Geschwistern und über den Selbstmord von Jugendlichen gehe ich in den entsprechenden Kapiteln ein. Hier sollen Bücher über den Tod von Kindern oder Freunden vorgestellt werden.

Der rote Faden von Heike Ellermann
Beim Spielen entdecken vier neunjährige Kinder einen roten Faden, das Ende eines Wollknäuels. Sie folgen dem Faden und kommen dabei unerwartet auf den Friedhof, wo sie vor dem Grab eines neunjährigen Mädchens stehen bleiben und sich Gedanken über das Sterben von Kindern machen.

Sie folgen dem Faden weiter, bis sie entdecken, dass das Wollknäuel einer älteren Frau aus dem Korb gefallen ist. Es handelt sich um die Mutter des Mädchens, vor dessen Grabe sie gerade gestanden haben. Die Mutter lädt sie zum Eis-Essen ein. Sie sprechen über das Leben und den Tod, über das Mädchen, das heute schon erwachsen wäre, und sie sehen sich alte Fotoalben an.

Auf die Frage, ob die Mutter traurig war, als ihr Kind gestorben ist, antwortet diese: »Ja, sehr ... ich bin's immer noch, auch wenn es so lange her ist [...]. Ich denke oft an die schönen und lustigen Erlebnisse mit ihr. Ich bin glücklich, dass es Ulla gab.«

Dies Buch macht darauf aufmerksam, dass auch Kinder sterben können. Es erzählt vom Tod eines Kindes mit viel Abstand. Die handelnden Kinder kennen das tote Mädchen nicht und sein Tod liegt schon viele Jahre zurück. Im Gespräch lernen die Kinder, dass der Tod zum Leben gehört.

Bis dann, Simon von David Hill
Simon ist ein Draufgänger. Sein Alter schätze ich auf zwölf Jahre. Er mag keine Mathestunden, er albert herum, hat ein großes Mundwerk und gibt seinem Freund Ratschläge, wie man Mädchen erobert. Simon hat Muskelschwund, eine Krankheit, die immer schlimmer wird und nicht heilbar ist. Alle wissen, dass er sterben wird. Doch Simon möchte nicht bemitleidet werden. Er lebt intensiv jeden Augenblick, und seine Freunde auch. Oft vergessen sie, dass Simon krank ist, weil so viel anderes für sie wichtig ist: ihre Spiele, die Schule, die Mädchen. Aber Simons Krankheit ist nicht zu übersehen. Anfangs kann er noch im Rollstuhl Fußball spielen, später kann er nur noch schwer nach einem Würfel greifen, schließlich hat er Mühe, seinen Kopf aufrecht zu halten. Er wird im Rollstuhl festgebunden, um aufrecht zu sitzen. Am Ende wird die Atmung immer beschwerlicher und Simon stirbt.

Das Buch ist aus dem Blickwinkel von Simons Freund geschrieben, der Einzelheiten der Krankheit bemerkt. Dennoch ist es kein trauriges Buch, sondern zeigt, wie Simon und seine Familie ein ganz normales Leben führen. Zum Beispiel bastelt sein Vater ihm eine Zange, mit der er sein Zimmer selbst aufräumen kann. Manchmal ist Simon auch nachdenklich, spricht über seine Gefühle und bringt die anderen Kinder dadurch in Verlegenheit. Sie müssen sich mit einem Thema auseinander setzen, das für Kinder ihres Alters nicht üblich ist. Da ist die Wut, dass so ein »toller Typ« keine Zukunft hat, da sind Schuldgefühle, dass es einem selbst im Vergleich so gut geht, aber auch zugleich Dankbarkeit über die eigene Gesundheit.

Abschied von Rune von Marit Kaldhol und Wenche Oyen
Sara und Rune sind Freunde, die täglich miteinander spielen. Bei einem der Spiele fährt Rune mit dem Boot zum See hinaus, während Sara nach Hause läuft, um Handschuhe zu holen. Als sie zurückkommt, ist Rune nirgends zu sehen, nur das kleine Boot schaukelt auf dem Wasser. Rune ist ertrunken. Mit einfachen Worten erklärt die Mutter, was das bedeutet. »Jetzt ist er tot. Er kann nichts mehr sehen und nichts mehr hören. Er kann nicht mehr gehen oder laufen oder spielen. Er wird Sara nie mehr anlächeln und nie mehr umarmen. Rune ist tot.«

Die Beerdigung wird beschrieben und wie Sara ihren Freund vermisst und ihn wiederhaben will. Doch in mehreren Gesprächen macht die Mutter ihr klar, dass Rune nie wiederkommen wird, dass es ein Abschied für immer ist. Aber sie tröstet Sara. Rune ist zwar nicht mehr da. Sie kann nicht mehr mit ihm spielen, aber sie kann ihn in ihren Gedanken weiterleben lassen. Doch vielleicht sind das Wichtigste an diesem Buch die Bilder. Es sind ausdrucksstarke Aquarelle, die etwas von dem Ernst der Situation und von der Trauer des Mädchens vermitteln, auch wenn der Text nicht gelesen wird.

Es ist ein sehr beeindruckendes Buch, und dennoch fehlt mir etwas daran. Außer der Trauer werden kaum andere Gefühle erwähnt, obwohl der Verlauf der Geschichte Schuldgefühle nahe legen könnte. Rune ist ertrunken, als Sara nach Hause lief. Hätte Sara ihn retten können oder Hilfe holen können, wenn sie in der Nähe geblieben wäre? Macht Sara sich keine Vorwürfe? Diese Frage wird nicht gestellt. Wir wissen aber, dass Kinder beim Tod ihrer Angehörigen häufig Schuldgefühle entwickeln. Die Geschichte wäre ein passender Anlass, um über Schuldgefühle zu sprechen.

Bücher über den Tod von Eltern

Die Vorstellung, dass ihre Eltern sterben können, ist für Kinder bedrohlich und weckt Ängste. Weil dieses Thema so schwierig ist, wird es in Büchern seltener behandelt. Ich kenne kein Bilderbuch über den Tod der Eltern. Von den Jugendbüchern möchte ich drei vorstellen.

Jakob hinter der blauen Tür von Peter Härtling
Jakob ist zwölf Jahre alt, als sein Vater stirbt. Nach dem Tod findet Jakob sich nicht mehr zurecht. Die Mutter möchte ihm helfen. Sie streicht die Wohnungstür blau an, weil es dem Vater auch gefallen hätte und weil es fröhlich machen soll. Doch Jakob wird nicht fröhlich. Er bekommt Schwierigkeiten in der Schule, muss zurückversetzt werden, kommt mit den Freunden nicht mehr aus und wird immer einsamer. Je schwieriger das Leben draußen wird, umso mehr flüchtet er hinter die blaue Tür. »Er drückt die blaue Tür hinter sich zu, geht in sein Zimmer und fängt an zu träumen. Das fällt ihm ungeheuer leicht. Das kann er besser als alles andere.«

Hier erfindet er einen heimlichen Begleiter, mit dem er spricht, der ihn zu dummen Streichen überredet. Doch wenn er die Streiche ausführt, gibt es wieder Konflikte mit der Umgebung, die ihm das Leben noch schwerer machen. Immer mehr Phantasiefiguren umgeben Jakob, immer weniger kann er mit seiner wirklichen Umwelt anfangen und die mit ihm. Die Mutter ist besorgt. Sie sucht Hilfe von außen, die Jakob aber ablehnt. In ihrer Sorge kann sie nicht mehr so bedingungslos zu ihm halten, wie sie es vorher tat. Dieses belastet Jakob wieder. »Sie ist noch immer lieb und freundlich zu ihm, aber um eine Spur knapper und strenger als früher. Es kommt ihm so vor, als sei es um sie herum ein bisschen kälter geworden.«

Jakob mag sich selbst auch nicht mehr leiden. Er guckt in den Spiegel und erschrickt über sein Aussehen. Da er sein Spiegelbild nicht mehr ertragen kann, flattert er mit den Armen und träumt, dass er fliegen kann. »Kein Mensch kann fliegen, aber ich oder ich im Spiegel [. . .]. Er möchte überhaupt nicht mehr aufhören. Mit jedem Schlag der Arme wird er leichter und fröhlicher.«

Als es Jakob immer schlechter geht, spürt er selbst, dass sich etwas ändern muss. Er braucht einen Freund. Er verfolgt einen jungen Mann aus der Nachbarschaft, der Gitarre spielt und die gleiche Musik liebt wie sein Vater. Nach einigem Hin und Her bekommt er Unterricht bei ihm. Jakob hat einen Menschen gefunden, der ihn fordert und ihn damit aus seiner Traumwelt herausholt. Nun muss er sich entscheiden, ob er wirklich lernen will. »›Es geht ja, wenn du willst.‹ – ›Wirklich?‹ – ›Wirklich, Jakob.‹« Damit endet das Buch. Der Ausgang ist offen.

Es ist ein trauriges Buch, weil es Jakobs Schwierigkeiten und seine Not so einfühlsam schildert. Es handelt nicht vom Tod des Vaters, sondern von der Hilflosigkeit und Einsamkeit des Sohnes, der durch den Tod seines Vaters aus der Bahn gerät. Das Buch ist für Kinder ab elf Jahren geeignet. Auch Erwachsene sollten es lesen, denn es hilft, merkwürdiges und unverständliches Verhalten eines Kindes besser zu verstehen.

Auf Wiedersehen, Mama von Elisabeth Zöller
Dodo hat zu ihrem dreizehnten Geburtstag ein Tagebuch bekommen. Sie nimmt es mit in die Ferien und freut sich, dass sie jetzt alles aufschreiben kann. Doch schon bei der dritten Eintragung beginnt die Krankheit der Mutter. Dodo hört sie im Badezimmer weinen. Sie läuft hin und fragt, was los ist. »Mama versucht ein Lächeln, aber irgendwie war das ganze Badezimmer voll von ihrem Weinen. Für nichts anderes war Platz.« Während die Eltern zur Untersuchung ins Krankenhaus fahren, sitzt Dodo zu Hause und isst. »Denn Angst hatte ich – so ein Loch im Bauch [. . .] Ich hatte das große Loch in meinem Innern – dieses komische Gefühl im Bauch – mit Brot gestopft – doch das hielt nicht lange, nur einen Augenblick.« Dann steht die Diagnose fest: Brustkrebs. Die Mutter wird operiert, kann nach Hause entlassen werden, bekommt einen Rückfall und muss sterben. Die zehn Monate zwischen dem ersten Weinen und dem Tod sind in Dodos Tagebuch festgehalten.

Zunächst versuchen Dodo und ihr jüngerer Bruder, sich mit magischen Praktiken gegen die Krankheit zu wehren. Dodo berührt die Mutter heimlich mit einer blauen Blume. Ihr Herz klopft dabei, und sie wünscht, dass die Blume ebenso wie im Märchen die Krankheit heilt. Der Bruder bastelt ein goldenes Schatzkästchen und hofft, dass der Schatz Zauberkräfte hat, die stark machen. Sie versuchen auch, für die Mutter zu beten.

Doch sie müssen sich der Realität stellen. Als Dodo zum ersten Mal im Tagebuch den Gedanken ausspricht, dass die Mutter stirbt, ist sie selbst erschreckt und will es wieder zurücknehmen. »Wie konnte ich das, was da jetzt steht, nur schreiben? Mama stirbt nicht! Mama darf nicht sterben!« Der Alltag verändert sich. Die Mutter wird immer schwächer, sie liegt viel im Bett. Dodo bietet an, mittags das Essen zu kochen, und überfordert sich damit etwas. Sie wird in der Schule schlechter, weil sie immer an die Mutter denken muss. Manchmal bekommt sie Wutanfälle. Dann trommelt sie mit den Fäusten auf das Bett oder sie schreit. Jeder aus der Familie kennt solche Momente, in denen er mit dem Schicksal hadert, wütend oder verzweifelt ist. Doch es ist immer einer da, der trösten kann. Im Leid wächst die Familie zusammen und sie lernen, das Leben anders zu sehen und schon für Kleinigkeiten dankbar zu sein. »Wichtig sind eigentlich die ganz kleinen Sachen, die sonst immer einfach da waren, zum Beispiel, dass es Mama gut geht, dass sie lacht, dass sie da ist.«

Die Kinder verbringen viel Zeit an Mutters Bett. Sie malen, lesen sich gegenseitig vor, die Mutter erzählt Geschichten oder sie reden, und manchmal weinen sie auch zusammen. Es ist ein ganz bewusster, langer Abschied. Parallel zu der Geschichte von Mutters Krankheit und Tod gibt es eine Geschichte, die erzählt, wie Dodo einen Jungen kennen lernt, mit ihm Freundschaft schließt und lange Gespräche führt. Das Buch endet damit, dass das Nachdenken über den Tod der Mutter von dem Klingeln des Telefons unterbrochen wird und Dodo wünscht: »Hoffentlich ist es Christian.«

Auf der ersten Seite des Buches steht der Satz von Maxie Wander: »Wie willst du ein Mensch werden ohne Schmerzen?« Das Buch stellt die Schmerzen eines Mädchens, aber auch der anderen Familienmitglieder während der Krankheit und des Sterbens der Mutter dar. Aber es vermittelt auch Hoffnung, indem es zeigt, wie die Familie zusammenwächst und wie der Tod und die Traurigkeit ihre Schrecken verlieren, »wenn man darauf zugeht«. Auch die beginnende Freundschaft, die schüchterne Verliebtheit von Dodo und Christian weist auf das Leben hin. Das Buch steht auf der Seite der Hoffnung – die Schmerzen und die Verzweiflung werden auch beschrieben, aber bald gelöst.

Warte nicht auf einen Engel von Else Breen
Das Leben der fünfzehnjährigen Mia verändert sich, als sie zufällig ein Gespräch ihrer Eltern mit anhört und dabei erfährt, dass die Mutter an einer unheilbaren Krankheit leidet und bald sterben muss. Mia behält ihr Wissen für sich und verhält sich wie immer. »Als ich an jenem Tag heimkam, versuchte ich, meine übliche Schau weiter abzuziehen: Mia kommt wie ein Unwetter ins Haus gestürmt, trocknet sich nicht die Füße ab, hängt ihre Sachen nicht auf, sondern feuert sie in die Gegend und ruft: ›Wo ist Mutter?‹ Schließlich landet sie bei Vater und bettelt ihm zusätzliches Taschengeld ab. [. . .] Aber danach? Ich saß in meinem Zimmer und stützte den Kopf in die Hände. Was sollte ich eigentlich mit dem Geld?« Dieses Theaterspielen gegen ihre Angst und Einsamkeit gelingt immer weniger.

Mia verändert sich, sie wird nach außen auffallender und schwieriger und innerlich immer einsamer. Nur einem der Lehrer kann sie sich anvertrauen. Dieser findet sie dann auch nachts auf der Straße, nachdem ihr in einer Diskothek Tabletten in die Cola geschüttet wurden. Er bringt sie dazu, sich dem Vater anzuvertrauen, damit sie die große Last nicht mehr allein tragen muss.

Danach bricht sie zusammen und wird krank. Während der Krankheit entwickelt sich eine neue Beziehung zu ihrer Mutter. Auch das Leben sieht sie nun anders. Sie lernt, Wichtiges von Unwichtigem zu unterscheiden und kleine Probleme des Alltags nicht zu übertreiben. »Was jammerten wir denn eigentlich hier herum? Oben lag unsere Mutter, und ihr kostbares Leben floss langsam aus ihr heraus, aber wir saßen hier unten und schwelgten in unserem eigenen Unglück!«

Das Buch liest sich leicht. Es hat eine gefällige Sprache, ist nicht sentimental und geht dem Leser gleichzeitig sehr nahe. Es zeigt, wie Kinder und Jugendliche leiden, wenn sie Schlimmes wissen und nicht darüber sprechen können. Mias Einsamkeit, ihr schwieriges Leben, in dem sie sich immer verstellen muss, wird einfühlsam beschrieben. Doch auch die Eltern werden nicht verurteilt. Die Schwierigkeit der Mutter, über den nahen Tod zu sprechen, wird verständlich gemacht.

Kinder, Leid und die Frage nach Gott

Sonja geht mit ihrer Tante in die Kirche. Auf dem Nachhauseweg fängt Sonja plötzlich an zu weinen. Auf den fragenden Blick der Tante antwortet sie: »Das Lied, das wir zum Schluss gesungen haben, haben wir auch an Omas Beerdigung gesungen.« Die Tante antwortet schnell: »Sieh mal Sonja, wie schön die Tulpen dort im Vorgarten blühen. Ist das nicht wunderbar?« Sonja redet nicht weiter von ihrer Oma, denn sie hat verstanden, dass die Tante davon nichts hören will. Die Tante möchte keine traurige Sonja, sie lenkt ab, wechselt das Thema.

So geht es Kindern häufig. Sie spüren schnell, welches Thema zu meiden ist. Ebenso wie Sonja die Blumen anschaut und nicht weiter von ihrer Oma spricht, verstecken Kinder oft ihren Kummer, um die Erwachsenen nicht zu belasten. Die zur Schau getragene Haltung »Macht euch keine Sorgen, mir geht es gut!« ist eher ein Trost für die Eltern, als dass sie der seelischen Verfassung des Kindes entspricht.

Warum ist es für Erwachsene so schwer, die Traurigkeit eines Kindes auszuhalten? Erwachsene fühlen sich traurigen Kindern gegenüber hilflos. Sie wissen nicht, wie sie sich verhalten sollen. Vielleicht rühren die Gefühle des Kindes auch an eigene verborgene Traurigkeiten und

Ängste. Wenn Erwachsene sich solchen Gefühlen nicht stellen möchten, weichen sie der Traurigkeit des Kindes aus, um sich selbst zu schützen.

Traurige Kinder können auch als Kränkung erlebt werden, wenn die Eltern meinen, sie hätten es nicht vermocht, ihr Kind glücklich zu machen. Dabei ist es doch Ziel aller Eltern, ihre Kinder vor Leid zu bewahren, sie sollen glücklich und unbeschwert aufwachsen können. Strahlende Kinderaugen sind der Traum aller Eltern, Traurigkeit und Tränen können sie als Versagen erleben.

Christa Wolf schreibt in ihrem Buch »Kindheitsmuster«: »Nelly hatte das trostlose Gefühl, dass auch der liebe Gott selbst an dem tapferen, aufrichtigen, klugen, gehorsamen und vor allem glücklichen Kind hing, das sie tagsüber abgab. Wörter wie ›traurig‹ oder ›einsam‹ lernt das Kind einer glücklichen Familie nicht, das dafür früh die schwere Aufgabe übernimmt, seine Eltern zu schonen.« (1983:36)

Das Leid aushalten

Erwachsene machen sich gerne vor, sie könnten Kinder vor Leid und Kummer bewahren, wenn sie ihnen traurige Ereignisse nicht mitteilen und über schmerzliche Erfahrungen nicht sprechen. Sie geben dabei vor, das Kind schützen zu wollen, in Wirklichkeit aber schützen sie sich selbst vor der Begegnung mit einem leidenden Kind. Durch ihr Verhalten errichten sie zwischen sich und dem Kind eine Mauer des Schweigens, hinter der das Kind mit seinem Schmerz und seinen Fragen alleine bleibt.

Erwachsene und insbesondere Eltern sollten sich klarmachen, dass es nicht in ihrer Macht steht, Kinder vor Kummer zu bewahren. Dann fällt es ihnen leichter, sich für das Leid zu öffnen und es anzuerkennen. Sie können dem Kind den Kummer oft nicht abnehmen, aber sie können ihm doch beistehen, indem sie vor seinem Leid nicht flüchten, sondern es aushalten, es mittragen, ja sogar mitleiden. »Kein Mitleid ist nötig, wohl aber die Fähigkeit, mitzuleiden.« (Zink 1997:16)

Hat das Leid einen Sinn? Diese Frage ist nicht neu, sondern hat schon immer Theologen, Philosophen und Naturwissenschaftler beschäftigt, ohne dass eine eindeutige und gültige Antwort gefunden werden konnte. Die Frage nach dem Sinn des Leids wird dennoch immer wieder neu gestellt, denn sie ist gleichzeitig ein Sich-Wehren gegen die Unberechenbarkeit des Lebens. Wenn wir einen Sinn finden können, dann fühlen wir uns nicht so ohnmächtig und ausgeliefert. Dann können wir die Ansicht aufrechterhalten, dass es in der Welt geordnet zugeht, dass wir Kontrolle über unser Leben haben.

Die Suche nach dem Sinn wird oft in die Frage gekleidet: »Was will das Leid uns sagen?« Wenn damit gemeint ist: »Wie werden wir mit dem Leid fertig?«, statt nach einem »Warum« zu suchen, ist es eine helfende und brauchbare Frage. Aber manchmal ist damit gemeint: »Wie könnt ihr nur nicht sehen, warum es euch getroffen hat?« Dann schaut man auf die anderen, spricht die leidenden Menschen selbst schuldig und macht sie für ihr Leid verantwortlich.

Das Leid, das jeden Menschen treffen kann, wird dann als eine Prüfung gesehen, die dem betroffenen Menschen die Möglichkeit zur Reifung geben soll. »Über die Opfer herzufallen ist eine beliebte Methode, um uns selbst zu versichern, dass die Welt gar nicht so schlecht ist, wie sie scheint, dass es gute Gründe für das Leid mancher Menschen gibt.« (Kushner 1983:39)

Doch Leid kann nicht einfach mit pädagogischen Hintergedanken gerechtfertigt werden. Wir müssen vielmehr hinnehmen, dass es viel unverschuldetes und offenbar sinnloses Leid gibt. Das schließt zwar nicht aus, dass Menschen, die durch das Leid gehen, daran reifen, dieser Reifungsprozess aber ist kein Beleg dafür, dass einzelne Menschen das Leid sozusagen »nötig« gehabt hätten.

Das Leid an sich macht keinen Sinn, es erfüllt keine Funktion – weder Strafe noch Chance –, und es kann jeden treffen. Deshalb kann man es weder erklären noch rechtfertigen. Wir müssen lernen, ein Leben auszuhalten, das unberechenbar ist.

Das Leid und der »liebe Gott«. Die Frage nach dem Leid ist häufig verbunden mit der Frage nach Gott, der dieses Leid »zugelassen hat«. Im Jahre 1967 wurden im Rahmen einer Untersuchung Menschen gefragt, warum sie nicht oder nicht mehr an Gott glauben. Knapp die Hälfte der Befragten gaben als Grund die Erfahrung von Leid und Elend an. Hinter dieser Antwort steckt ein sehr enges, aber durchaus verbreitetes Bild von Gott. Der »liebe Gott« als gütiger, alter Mann, der sich um die Menschen kümmert und ihr Bestes will. Er schaut als himmlischer Aufpasser auf die Menschen herunter und verteilt Glück und Leid. Dabei belohnt er gute und bestraft böse Taten.

Doch wie ist dann zu erklären, dass guten Menschen Böses passiert? Hat Gott nicht aufgepasst? Der Schriftsteller Wolfgang Borchert, der die Erlebnisse des Zweiten Weltkrieges nicht verkraften konnte, fragte: »Warst du in Stalingrad lieb, lieber Gott?« Kinder können fragen: »Ist der liebe Gott gemein?«, wenn sie zum Beispiel miterleben müssen, wie ihr Hund überfahren wird oder jemand aus der Familie stirbt. Da das Bild vom »lieben Gott« nicht mit dem Leid in der Welt zu vereinbaren ist, geben viele Menschen Gott auf.

Erklärungen helfen nicht weiter

Das Leid können wir nicht verstehen und wir haben auch keine ausreichende Begründung, warum Schlimmes passiert und was Gott damit zu tun hat. Jeder Erklärungsversuch wirft nur noch mehr Fragen auf. Wir haben deshalb auch keine fertige Antwort für fragende Kinder. Kinderfragen, die auf den Sinn von Leid und Leben zielen, berühren Erwachsene oft unangenehm, weil sie sich vor ihren Kindern eingestehen müssen, dass sie darauf keine verbindliche Antwort wissen. Das ist verunsichernd, denn schließlich wollen Eltern für ihre Kinder stark sein und ihnen Halt geben. Doch das Problem des Leids lässt sich nicht über den Verstand lösen, wir müssen einen anderen Zugang suchen.

Unser Nichtwissen eingestehen. Warum ist es so schwer zu sagen, dass wir keine Antwort wissen? Wir können doch zugeben, dass wir auch nicht wissen, warum Gott die Menschen leiden lässt. Und wenn wir gläubig genug sind, können wir hinzufügen: »Dennoch glaube ich, dass Gott auch dann bei uns ist, wenn wir leiden. Gott vergisst uns nicht, auch wenn es manchmal so aussieht.«

Das Gespräch über schwierige Fragen braucht nicht immer eine passende Antwort, aber es braucht Ehrlichkeit. Es hilft letzten Endes nicht, Kindern fertige Lösungen anzubieten, an die Erwachsene selbst nicht glauben. Viel besser ist es, gemeinsam nachzudenken und gemeinsam nach einer Antwort zu suchen. Ein Vater, der von seiner kleinen Tochter nach Gott gefragt wurde, sagt: »Ich habe ihr vielleicht nicht geholfen, Gott besser zu verstehen, aber wenigstens hatte sie das Erlebnis, mit jemanden gesprochen zu haben, der ehrlich zu ihr ist.« (Reed 1979:11)

Kinder fragen lassen, bevor wir eine Antwort geben. Gerade bei schwierigen Fragen sollten Erwachsene nicht schnell eigene Lösungen anbieten, sondern zunächst einmal genau hinhören, was das Kind wirklich wissen will. So könnte hinter der Frage: »Warum hat Gott Großvater sterben lassen?« gar keine Frage nach Gott stehen, sondern die Sorge, dass böses Verhalten den Tod verursacht haben könnte – das eigene oder das des Großvaters.

Eine Mutter berichtet, wie sie nach dem Tod eines Tieres mit ihrer Tochter spricht und das Gespräch befriedigend verläuft, obwohl sie wenig Antworten auf die Fragen ihrer Tochter weiß. »Lange sprachen wir miteinander. Ich weiß noch, dass ich nur wenige Antworten wusste. Aber mit Staunen stellte ich fest, dass die Fragende oft selbst die Antwort wusste und gab. Mit der Zeit fühlte ich, dass die Last langsam von uns beiden abfiel. Ich denke nicht, dass es meine eher unbeholfenen Erklärungen waren, sondern vielmehr dieses langsame, leise suchende Gespräch miteinander, das vom dämmernden Abend begleitet wurde.« (Tausch-Flammer 1994:97)

Fragen sollen gehört, nicht beantwortet werden. Schwierigen Situationen, die wir nicht überblicken können, können wir uns nur mit Fragen nähern. Das ganze Durcheinander der Gefühle kann mit Fragen besser ausgedrückt werden. Die kindliche Frage: »Ist der liebe Gott gemein?« verlangt keine Vorlesung über das Wesen Gottes, sondern Verständnis für die Wut des Kindes, für sein Entsetzen, sein Nicht-verstehen-Können oder Nicht-verstehen-Wollen.

Es hilft dem Kind, wenn man darauf antwortet, wie schwer es ist, alles zu verstehen und zu ertragen, und dass auch Erwachsene unter dieser Situation leiden. Statt einer Erklärung braucht das Kind Beistand. Erwachsene sollten nicht argumentieren, sondern sich zu dem Kind setzen, es in den Arm nehmen, vielleicht sogar mit ihm weinen. Wenn Erwachsene zuhören, kann das Kind seine Fragen immer wieder stellen, sie anders stellen und somit seinem Kummer Ausdruck verleihen. Wenn Erwachsene dagegen sogleich eine fertige Antwort parat haben, die das Kind womöglich gar nicht begreifen kann, ersticken sie den Prozess einer allmählichen und tastenden Annäherung. Sie entmutigen das Kind, wo Ermutigung notwendig gewesen wäre, denn schließlich muss jeder Mensch die Antworten auf die wesentlichen Fragen in seinem Leben für sich selbst finden.

Fragen an Gott sind Klagen. Fragen sind notwendig, denn in ihnen kann der Schmerz ausgedrückt werden, findet er seine Sprache. Die dem Schmerz und dem Leid angemessene Sprache vor Gott ist die Klage. Viele Psalmen in der Bibel sind Klagepsalmen. In der Klage wird das Leid nicht weggewischt, sondern ausgesprochen. Der Mensch findet sich nicht ab, sondern fasst sein Leid in Worte, und gerade dadurch bewältigt er es. Die Klagepsalmen zeigen, dass der Betende sich während des Betens verändert, dass er anders daraus hervorgeht, obwohl seine Situation sich nicht verändert hat. Der klagende Mensch nimmt Gott ernst, er erwartet etwas von ihm. Er bringt sein Leid vor Gott und glaubt, dass dieser es hört.

Auch Jesus, Gottes Sohn, wurde nicht vom Leid verschont, auch er hat geklagt. Am Kreuz hat er gerufen: »Mein Gott, mein Gott, warum hast du mich verlassen?« Damit zeigt er, dass Menschen klagen dürfen. Für uns Heutige ist die Klage ungewohnt, sie gilt als unbeherrscht. Doch Gott hält es aus, wenn wir zornig auf ihn sind. Die Sterbeforscherin Kübler-Ross hat nach mehreren Schlaganfällen Gott öffentlich angeklagt, weil sie ihr Leben so nicht leben wollte. Als sie später von Journalisten dazu befragt wurde, sagte sie: »Ich habe all meine Verwünschungen zurückgenommen und ich weiß, dass er [Gott] mir sie nicht übel nimmt. Gott ist nicht so leicht beleidigt, wie die Menschen glauben. Wenn man wütend auf ihn ist, muss man es ihm sagen.« (Psychologie Heute 1997:36) Und sie fährt fort, dass sie, nachdem sie durch die Zeit der Klage hindurchgegangen war, ihr Leben wieder annehmen konnte.

Gott ist mehr als der »liebe Gott«. Wir finden Klagen vielleicht unpassend, weil wir ein Bild vom »lieben Gott« haben, zu dem man auch lieb sein muss. Doch dieses Gottesbild hilft uns wenig im Leid. Es ist ein »Schönwetter-Gottesbild«, ein Bild für gute Tage, und wird leicht über Bord geworfen, wenn Menschen dem Leid begegnen.

Das Bild vom »lieben Gott« ist leicht verständlich und Kindern gut zu vermitteln. Der »liebe Gott« ist nett, verfügbar und scheint so etwas wie ein Glücksbringer zu sein. Wenn wir stattdessen von dem »Gott der Liebe« sprechen, wird auch seine Größe deutlich. Gott ist größer als unsere menschlichen Erklärungen und deshalb mit dem Verstand nicht zu fassen. Er ist uns unbegreiflich, ein »verborgener Gott«, der uns auch fern ist. Dieses Gottesbild ist zwar weniger anschaulich, aber es wird Gott gerechter.

Der »liebe Gott« und das Leid sind unvereinbar. Doch das Leid gehört zum Leben und es gehört auch zu Gott. Gott selbst hat in Jesus gelitten. Er ist Mensch geworden, hat Angst, Dunkelheit und Gottesferne erlebt und ist uns deshalb wieder nahe. Er kennt das Leid und steht uns auch in unserem Leid bei. Der Theologe Heinz Zahrnt beschreibt dies folgendermaßen: »Gott kommt nicht mit einem goldenen Zauberschlüssel und schließt das Gefängnis unseres Leids auf, wie man Affen aus einem Käfig lässt. Aber Gott kommt zu uns in unsere diversen Gefängnisse und bleibt bei uns und hält mit uns aus. Und dadurch löst sich unsere Gefangenschaft, und wir werden frei.« (1985:78)

Alle Gottesbilder, die wir Kindern vermitteln, sind stückhaft, da auch wir Erwachsene immer wieder um diese Bilder kämpfen. Sie sind kein fester Besitz. Vielleicht ist auch nicht das Bild von Gott entscheidend, sondern die Gewissheit, dass er da ist, dass er uns trägt, auch dann, wenn davon nichts sichtbar wird. Wer diese Gewissheit hat, kann sie Kindern weitergeben, und dann sind Gottesbilder zweitrangig. Der Pastor Dietrich Bonhoeffer betet: »Ich verstehe deine Wege nicht, aber du weißt den Weg für mich.«

Buchempfehlungen

Ich geb dir noch eine Chance, Gott! von Gudrun Pausewang

Die achtjährige Nina hat einen guten Tag, sie trägt ihr rotes Lieblings-T-Shirt, ist in der Schule gut zurechtgekommen, wurde zum Geburtstag eingeladen und kann heute nach Hause bummeln. Sie beobachtet, wie eine Katzenmutter mit ihrem Jungen über die Straße läuft. Da kommt ein Lieferwagen, fährt über die Katzen hinweg, ohne anzuhalten. Dem Katzenbaby ist nichts passiert. Doch die Mutter schreit und schreit. Sie versucht verzweifelt, sich zu bewegen, denn sie will zu ihrem Kind, das etwas weiter weg liegt und jammert. Wie die Mutter sich auch anstrengt, sie kommt nicht hoch. Der hintere Teil ihres Körpers scheint gelähmt zu sein.

In ihrer Not bittet Nina Gott um ein Wunder, denn nur er kann die Katze gesund machen. »Aber kein Wunder geschah. Gott schien nicht zugehört zu haben.« Immer wieder versucht Nina, Gott zu bewegen, die Katze zu retten. Sie bittet, sie schimpft, sie droht, schaut stets gespannt zum Himmel, von dem sie eine Antwort erwartet, doch nichts passiert.

»›Gott‹, schrie Nina zum Himmel, ›du bist nicht lieb! Und es ist dir ganz egal, ob jemand zu dir betet und um was er bittet! Die Katze hat niemandem etwas Böses getan. Warum muss sie sich so quälen? Du bist nicht gut und nicht gerecht! Ein Scheißgott bist du!‹ Sie hielt den Atem an und dachte: Jetzt lässt er den Himmel runterfallen. Aber nichts fiel.« Da beschließt Nina, nicht mehr an Gott zu glauben. Sie verspricht der sterbenden Katze, für ihr Baby zu sorgen. Zwei Gärtner holen die Katze von der Straße, begraben sie und bepflanzen das Grab. Zum Abschied sagt Nina: »Danke, ihr wart super. Viel besser als der liebe Gott.«

Ninas Mutter duldet keine Katzen in der Wohnung. Da läuft Nina weg, denn sie kann ihr Versprechen nicht brechen. Sie ist aber unglücklich, weil sie ihre Mutter verlassen muss. Sie weiß auch nicht, wohin sie mit ihrem Kätzchen gehen soll. So irrt sie durch die Stadt, trifft die unterschiedlichsten Menschen und erlebt einige Abenteuer. Die Sache mit Gott geht ihr dabei immer wieder durch den Kopf.

Es wird Nacht. Nina fühlt sich verlassen, sie friert, ist hungrig und hat Heimweh nach ihrer Mutter. In ihrer Not sagt sie der toten Katzenmutter, dass sie es nicht schafft, für ihr Junges zu sorgen. Sie setzt das Kätzchen ins Gras und läuft weg. Doch dann kehrt sie um und nimmt es wieder mit. An der Friedhofsmauer trifft sie einen Sprayer, dessen Bilder sie schon immer bewundert hat. Ihr Lieblingsbild ist der »Schweinegott«. Nun bittet sie ihn, ihr einen Menschengott zu sprayen. »Ich brauch den Gott, weil ich jetzt nämlich keinen hab.« Lange sprechen sie darüber, wie Gott ist, ob man ihn überhaupt darstellen kann, ob er gerecht ist.

Obwohl Nina und der Sprayer sich einig sind, dass man Gott nicht darstellen kann, entsteht auf der Friedhofsmauer ein Bild von Gott, das keine menschlichen Züge trägt, aber voller Bewegung ist. Es ist ein doppeldeutiges Bild, denn Ninas Beziehung zu Gott und zur Welt verändert sich, je nachdem, welchen Platz sie sich innerhalb des Bildes selbst zuweist. Sie hat Gott neu kennen gelernt. Dann läuft sie nach Hause. Die Mutter ist so glücklich, sie wieder zu sehen, dass auch das Kätzchen bleiben darf.

Gudrun Pausewang schreibt Bücher über schwierige Themen und regt zum Nachdenken an. Auch das vorliegende Buch ist ein starkes Buch. Das Leiden der sterbenden Katze, Ninas Verzweiflung und ihre herausfordernden Rufe nach Gott werden drastisch beschrieben. Im mittleren Teil, in dem Nina durch die Stadt irrt und so viele unterschiedliche Menschen trifft, kommt es manchmal zu einem Wechsel des Blickwinkels. Der erwachsene oder ältere Leser schaut dem Kind über die Schulter und amüsiert sich leicht über Ninas Naivität in bestimmten Situationen, die ein achtjähriges Kind noch gar nicht erfassen kann. Dies ist schade, denn insgesamt wird Nina mit ihren Fragen sehr ernst genommen.

Im letzten Teil geht es wieder um die Frage nach Gott. Wichtige theologische Aussagen kommen in diesem Buch von einem Außenseiter der Gesellschaft, in der Alltagssprache eines Sprayers, und sie sind deshalb leicht verständlich. Das vor allem macht die Stärke des Buches aus. Es ist für Kinder ab neun Jahren zu empfehlen.

Andere Trauersituationen

Trauer gibt es nicht nur beim Tod eines lieben Menschen. In allen Zeiten des Abschiednehmens, der Trennung und des Verlustes erleben wir Trauer. Denn sie ist ein Ausdruck dafür, dass wir von etwas oder jemandem getrennt sind oder dass wir etwas verloren haben, was in unserem Leben wichtig war. Trauern bedeutet loslassen. Das ist oft schwierig. Deshalb gibt es viele Trauersituationen, nicht nur für Erwachsene, sondern auch für Kinder.

Gerade Kinder sind durch Veränderungen ihrer gewohnten Welt eher verunsichert als Erwachsene. Veränderungen und Abschiede, die Erwachsenen harmlos erscheinen, können Kinder sehr treffen. Sie können mit Trauer und Verwirrung reagieren, wenn sie ein neues, größeres Bett bekommen, wenn die Familie umzieht, wenn sie ihre Puppe verloren haben oder wenn die Tante verreist. Im Folgenden sollen einige wichtige kindliche Trauersituationen beschrieben werden.

Trauer über den Tod eines Tieres

Der Tod fremder Tiere. Die erste Begegnung eines Kindes mit dem Tod ist häufig der Anblick eines toten Tieres. Das Kind sieht einen Igel, der überfahren wurde, oder es findet einen toten Vogel im Garten. Dann lernt es, dass Tod Leblosigkeit, Starre und Kälte bedeutet. Der Tod eines fremden Tieres macht Kindern wenig aus, da sie keine Beziehung zu ihm haben. Kinder können sogar den Tod von kleinen Tieren verursachen, indem sie sie »untersuchen« und etwa Spinnen die Beine ausreißen, Schnecken durchschneiden oder Schmetterlinge an die Wand pinnen.

Erwachsene nennen solche Dinge »Tierquälerei«, aber für Kinder steht keine böse Absicht dahinter, sondern eher Neugierde. Sie möchten wissen, was passiert, sie möchten Neues an dem Tier entdecken, vielleicht auch zeigen, dass sie stärker sind. Denn gerade kleine Tiere wie Spinnen und Bienen sind den Kindern oft unheimlich. Wenn sie diese Tiere töten, erleben sie sich selbst als stark und mächtig. Je größer die Tiere sind, umso eher fühlen Kinder mit ihnen. Dann kommen solche Übergriffe kaum noch vor.

Ein gestorbenes Tier sollte nicht sofort ersetzt werden. Stirbt ein Tier, mit dem das Kind gelebt hat, zum Beispiel sein Hamster, sein Hund oder seine Katze, dann zeigt das Kind Schmerz und Traurigkeit. Das Tier gehörte zu ihm, sie haben vieles gemeinsam erlebt. Es war vielleicht sein bester Freund oder ein Trost gegen die Einsamkeit. Das Leben des Kindes wird ärmer ohne das Tier.

In solchen Situationen ist es wichtig, dass Kinder um das tote Tier trauern dürfen. Auch wenn die Trauer der Kinder den Erwachsenen wehtut, sollten sie das gestorbene Tier nicht sofort ersetzen. Manchmal haben Eltern solche Angst vor der Trauer des Kindes, dass sie den toten Hamster heimlich beseitigen, schnell einen neuen kaufen und hoffen, dass das Kind gar nichts merkt. Eltern, die sich so verhalten, missachten die Beziehung ihres Kindes zu dem einen geliebten Tier. Ja, sie leugnen gar die Existenz solcher Gefühle, da sie ihre Kinder lehren, dass alles ersetzbar ist. Zum anderen nehmen sie ihren Kindern die Möglichkeit, das Abschiednehmen und die Bewältigung schmerzvoller Ereignisse zu erlernen. Irgendwann – und vielleicht viel früher, als den Eltern lieb ist – wird das Kind jedoch die Erfahrung machen müssen, dass es Verluste gibt, die man durch nichts ersetzen, sondern nur betrauern kann.

Gemeinsames Abschiednehmen. Wie können die Erwachsenen helfen? Nicht durch das Herbeischaffen eines neuen Tieres, sondern durch ein gemeinsames Abschiedsritual. Wenn das Tier gemeinsam beerdigt wird, wenn es einen schönen Sarg erhält und das Grab mit Blumen geschmückt wird, kann das Kind noch ein letztes Mal etwas für sein Tier tun. Auch Gespräche über das Tier helfen, zum Beispiel darüber, wie kuschelig und niedlich es war, was man ihm alles beibringen musste oder wie es sich einmal unter dem Bett versteckte und alle es suchten und nicht fanden. Das Tier ist gestorben und wird nie mehr wiederkommen, aber das Kind kann es in der Erinnerung bewahren und lieb behalten.

Durch den Tod eines Tieres kann das Kind erfahren, wie wichtig und sinnvoll Trauer ist und was es tun kann, um damit fertig zu werden. Es erlernt Strategien, die ihm helfen, auch mit viel schwierigeren Situationen fertig zu werden.

Trauer über die Trennung der Eltern

Die Zerrissenheit des Scheidungskindes. Trennung und Scheidung stellen schwerwiegende Krisen im Leben einer Familie dar. Die Erwachsenen sind enttäuscht, dass ihnen das gemeinsame Leben nicht gelungen ist. Sie beschuldigen sich gegenseitig, bekämpfen sich, tun sich weh, um die eigene Enttäuschung besser ertragen zu können. In diesem Spannungsfeld steht das Kind zwischen den Eltern. Es liebt sie beide, gehört zu beiden, möchte beide bei sich behalten. Doch das ist nicht mehr möglich.

Wie zerrissen ein Scheidungskind sich fühlen kann, stellt Jürgen dar. Auf einem großen Brett stellt er Vater und Mutter an die äußersten Enden. Beide drehen sich den Rücken zu, blicken von dem anderen weg. In der

Mitte zwischen den beiden steht Jürgen. Um sich darzustellen, wählt er zwei gleiche Jungenfiguren, eine sieht hin zum Vater, die andere zur Mutter. Jürgen hat sich geteilt, er ist zweimal da. Denn der Jürgen, der beim Vater ist, ist ein anderer als der Jürgen, der bei der Mutter ist. Er muss sich schier zerreißen. Das macht Jürgen so traurig.

Scheidung der Eltern bedeutet auch für das Kind Trennung von den Eltern. Es kann sie nicht mehr beide gleichzeitig haben. Entweder ist es bei der Mutter oder beim Vater. Es lebt in zwei unvereinbaren Welten. Die Übergänge sind schwierig. Erzählt es von dem Glück beim Vater, wird die Mutter wortkarg und traurig. Und spricht es von seiner Liebe zur Mutter, will der Vater nichts davon hören. Oft fühlt das Kind sich einsam, wenn es von einer Welt in die andere wechselt.

Schuldgefühle wegen der Trennung. Da es bei der Auseinandersetzung der Eltern häufig Streit um die Erziehung der Kinder gibt, glauben viele Kinder, die Trennung verursacht zu haben. Sie fühlen sich schuldig. Manchmal versuchen sie deshalb, die Trennung rückgängig zu machen und wieder eine Verbindung zwischen den Eltern herzustellen. Daniel zum Beispiel bittet die Mutter, dem Vater doch auch einen Abschiedskuss zu geben. Sylvia schlägt dem Vater vor, noch einmal probeweise nach Hause zurückzukommen. Sie verspricht auch, dass es in dieser Zeit kein Theater um die Hausaufgaben gibt und dass sie bestimmt ihr Zimmer aufräumt.

Trennungsängste und Verunsicherung. Die Eltern können nicht mehr zusammen leben. Ihre Partnerschaft ist zerbrochen. Ein Partner zieht aus. Dies kann das Kind sehr verunsichern. Der Vater ist weggegangen, alles zu Hause wird anders, alte Gewohnheiten hören plötzlich auf, Regeln gelten nicht mehr. So wie der Vater weggegangen ist, kann es ihm vielleicht auch mit der Mutter ergehen. Wie sicher ist es, dass sie bleibt? So lebt das Kind in einer tiefen Verunsicherung.

Ängste und Gefühle in den verschiedenen Altersstufen:

Die Trennung der Eltern ruft je nach dem Entwicklungsstand des Kindes andere Gefühle hervor (Jaede 1993):

- Vorschulkinder: Ängstlichkeit und Schuldgefühle
- Grundschulkinder: Traurigkeit und Solidaritätskonflikte
- Kinder im Jugendalter: Wut, Aggressionen und Schamgefühle

Trauern nach der Trennung. Trennung oder Scheidung bedeutet für die ganze Familie, Abschied zu nehmen von der bisherigen Lebensphase. Das gemeinsame »Wir« gibt es nicht mehr. Etwas ist verloren gegangen, ein Abschied muss vollzogen werden, und das erzeugt Trauer. Ebenso wie das Kind nach dem Tod einer geliebten Bezugsperson die Realität des Todes akzeptieren muss, muss es nach der Scheidung die Realität der Trennung akzeptieren. Dies ist viel schwieriger, denn beide Elternteile sind ja noch da, sie brauchten nur wieder zusammenzuziehen. Das Kind muss sich darüber klar werden, dass es die Eltern nicht mehr zusammenbringen kann.

Dies ist schmerzlich und macht das Kind traurig. Gerade Eltern, die selbst darunter leiden, dass ihre gemeinsamen Zukunftspläne geplatzt sind, und die deshalb dem

Kind gegenüber Schuldgefühle haben, können die Trauer ihres Kindes schlecht ertragen. Sie hoffen so sehr, dass ihm die Trennung nichts ausmacht. Deshalb würden sie am liebsten seinen Schmerz übersehen. Doch wenn die Trauer so offensichtlich ist, erleben die Eltern sie als Anklage, mit der das Kind sagt: »Warum habt ihr es nicht geschafft?« oder: »Warum habt ihr mir das angetan?« Dies verstärkt ihre Schuldgefühle, und deshalb können die Eltern ihrem Kind schlecht beistehen und es nicht in seiner Trauer unterstützen.

Eltern und Kind müssen sich von ihren Träumen verabschieden. Erst wenn sie darüber trauern, dass es ihnen nicht gelungen ist, zusammen zu bleiben, werden sie frei für die Aufgaben der Zukunft. Die Trennung der Eltern gehört zu der Realität des Kindes. Erst wenn das Kind sie als Realität anerkennt, kann es damit leben.

Hilfen für Kinder, deren Eltern sich trennen:

- Klare Informationen über die Tatsache der Trennung hilft den Kindern, die Realität anzuerkennen.
- Klare Regelungen des Alltags, der räumlichen Trennung und verbindliche Besuchsregelungen machen den Alltag reibungsloser.
- Ausdrückliche Versicherung, dass das Kind die Trennung nicht verursacht hat, entlastet von Schuldgefühlen.
- Eine klare Trennung der Paarebene und Elternebene gibt Sicherheit. Das Kind darf nicht in Auseinandersetzungen auf der Paarebene (zum Beispiel um das Geld) hineingezogen werden. Es muss aber wissen, dass trotz der Trennung der

Partner beide weiterhin Eltern bleiben und jeder Elternteil für das Kind sorgt.
- Soziale Unterstützung durch andere Familienmitglieder, Kindergarten, Schule, Freunde oder Beratungsstellen stärken das Kind.
- Die Möglichkeit, seine Gefühle, auch seine Trauer ausdrücken zu dürfen, entlasten das Kind.

Trauer über die eigene Begrenzung

Es gibt Kinder, die nicht so sind wie andere und dies schon sehr früh spüren. Sie können durch ihr Aussehen auffallen oder durch eine körperliche Behinderung. Sie können sich nicht so bewegen wie andere oder nicht so viel leisten und wagen wie Gleichaltrige. Sie können krank sein und dadurch immer wieder Grenzen erfahren, die Gleichaltrige nicht kennen.

Ruth zum Beispiel ist fast drei Jahre alt und kann auf Grund einer Spastik nicht laufen. Sie steht am Fenster und sieht traurig zu, wie die anderen Kinder draußen toben. Zu ihrer Mutter sagt sie: »Ich bin doch auch schon groß! Ich muss jetzt laufen lernen! Ich will mit den anderen spielen.«

Maike ist fünf Jahre alt und merkt inzwischen deutlich, ob ihr etwas gelingt oder nicht. Sie hat eine um zwei Jahre jüngere Schwester, die vieles schon besser kann als sie. Wenn Maike zum Beispiel ein Puzzle nicht zusammenlegen kann, was ihrer Schwester problemlos gelingt, dann lacht sie laut. So versucht sie, die Erwachsenen ihrer Umgebung für sich zu gewinnen und von ihrem Misserfolg abzulenken. Mit der Zeit wird das Lachen immer häufiger, und manchmal klingt es richtig traurig.

Immer, wenn Kinder an ihre Grenzen kommen, ist es

wichtig zu prüfen, ob diese Grenzen unabänderlich sind. Veränderbares sollte verändert werden. Ruth zum Beispiel wird nicht laufen und toben können wie die anderen, aber vielleicht kann sie doch mitspielen, wenn die Mutter sie nach draußen bringt, in den Sandkasten setzt oder sie in einem kleinen Wagen mitfahren lässt.

Maike ist nicht so begabt wie ihre Schwester. Sie geht aber ganz liebevoll mit dem Meerschweinchen um. Wenn der Leistungsbereich nicht zum Maßstab für die Güte der Kinder wird, wenn die Kinder nicht verglichen werden, wird Maike sich wohler fühlen und braucht nicht mehr so oft so traurig zu lachen.

Die Einschränkung durch Krankheit oder Behinderung kann oft nicht beseitigt werden. Für muskelkranke Kinder zum Beispiel gibt es keine Heilung. Eine Mutter sagt: »Unaufhaltsam, ja unbarmherzig geht die Zeit weiter, arbeitet gegen unser Kind, konstant baut sich mehr Muskulatur ab [. . .] ach, könnte ich die Uhr doch anhalten. Verlust der Gehfähigkeit – Rollstuhl – Atembeschwerden – eingeschränkte Lebenserwartung – all dies schwebt wie ein schwarzes Tuch über uns.« Gegen die Krankheit können die Eltern nichts tun, aber viel für ihr Kind. Das weiß die Mutter und sagt: »Ich bin mir ganz sicher, dass wir immer Wege und Möglichkeiten finden werden, sein strahlendes Lächeln in sein Gesicht zu zaubern.« (Klier 1997:150–52)

Wenn Trauer zur Krankheit wird

Die Zeit der Trauer ist eine Zeit extremer Gefühlsschwankungen. Ungewöhnliche Bedürfnisse, bisher unbekannte Verhaltensweisen und übersteigerte Reaktionen gehören zu einem normalen Trauerprozess und sind kein Anlass zur Beunruhigung.

Es kommt jedoch auch vor, dass ein Kind nicht in der Lage ist, den Verlust zu verarbeiten. Dann besteht die Gefahr, dass die Trauer in eine psychische Erkrankung übergeht. Dies kann zum Beispiel dann der Fall sein, wenn die Konfrontation mit dem Tod in eine ohnehin schwierige Entwicklungsphase des Kindes fällt oder mit einer schwierigen sozialen Situation verknüpft ist. Dann kann es geschehen, dass das Kind nicht genügend Kraft hat, alles zu verarbeiten und die Krise zu überwinden. In einem solchen Fall ist das Kind auf eine umfassende persönliche Unterstützung oder gar auf therapeutische Hilfe angewiesen.

Es ist nicht immer leicht, die Grenze zu ziehen zwischen einem Verhalten, das innerhalb eines Trauerprozesses noch als normal gelten kann, und einem, mit dem das Kind Überforderung signalisiert. Deshalb sollte man auf folgende Verhaltensweisen besonders achten:

Kennzeichen für eine Überforderung des Kindes

Keine Gefühlsreaktion. Wenn ein geliebter Mensch stirbt, ist es eine übliche Reaktion, diese Tatsache zunächst einmal zu leugnen, sie einfach nicht an sich herankommen zu lassen. Die Menschen leben wie in einer Betäubung und schützen sich dadurch vor dem Unfassbaren. Wenn die Leugnung aber länger anhält, wenn das Kind in den ersten Wochen überhaupt nicht weint und sich so verhält, als ob nichts passiert sei, sollte man zu helfen versuchen. Denn dann besteht die Gefahr, dass das Kind die Wirklichkeit nicht wahrhaben will und seine Gefühle so lange von sich fern hält, bis es tatsächlich nichts mehr spürt.

Horst hat seinen Vater im Krieg verloren. Mit seiner

Mutter war er auf der Flucht. Die Mutter wurde krank und der Achtjährige fühlte sich für sie verantwortlich. Er passte auf, dass sie nicht fror, trug die schweren Sachen und nahm ihr viele Arbeiten ab. Doch dann starb sie gerade in einem Augenblick, in dem Horst nicht da war, weil er mit anderen Kindern spielte.

Er wurde vom Bruder seiner Mutter aufgenommen, der selbst drei Kinder hatte und seine Familie in der schweren Nachkriegszeit durchbringen musste. Alle in der Familie mussten hart anpacken; für Fragen, für Trauer und für Schuldgefühle gab es keine Zeit und kein Verständnis. Wenn Horst sich einmal zurückzog und traurig war, reagierte der Onkel gekränkt und sagte zum Beispiel: »Du hast es doch gut bei uns.« Der Onkel wünschte sich einen zufriedenen und dankbaren Jungen als Lohn für die Opfer, die er selbst brachte, um ihn großzuziehen.

Um in dieser Situation zu bestehen und dem Onkel seine Dankbarkeit zu zeigen, hat Horst seine Gefühle »eingefroren«. Er wurde ein aktiver, tatkräftiger Mensch, auf den sein Onkel stolz war. Doch als Horst später selbst Kinder hatte, konnte er deren Traurigkeit nicht ertragen. Es kam zu Problemen in der Familie. Erst mit Hilfe eines Therapeuten erkannte er, warum er so hart gegenüber seinen Kindern war. Die »eingefrorenen Gefühle« durften auftauen. Nun konnte er all die Tränen weinen, die er als Kind zurückhalten musste.

Übertriebene Ängste. Wird eine Familie vom Tod getroffen, zerstört dies unter Umständen das für kleine Kinder typische Gefühl der eigenen Unverwundbarkeit. Dies kann Angst erzeugen. Wenn Ängste und Niedergeschlagenheit aber länger andauern, müssen sich die Eltern fragen, was noch dahinter stecken kann. Vielleicht fühlt das Kind sich ungeborgen und ungeliebt in seiner Familie. Es kann nach dem Erlebnis des Todes dem Leben noch weniger trauen als vorher.

Manchmal haben Kinder Angst vor dem Tod, weil sie sich mit Schuldgefühlen quälen. Vielleicht haben sie etwas Böses getan, von dem niemand etwas weiß. Diese Tat erscheint ihnen so schlimm, dass sie glauben, es müsse eine besondere Strafe folgen. Der Tod eines geliebten Menschen könnte die Strafe sein, die sie ihrer Meinung nach verdienen.

Krankheiten, Unfälle, Selbstmordgedanken. In Zeiten, die uns gefühlsmäßig und gedanklich sehr beschäftigen, sind wir oft nicht aufmerksam. Wir vergessen vieles, wir verlegen Sachen, wir verlieren etwas oder verletzen uns. Manchmal werden wir auch krank.

Halten diese Verhaltensweisen länger an oder nehmen sie sogar zu, ist auch wieder zu fragen, was dahinter stecken kann. Wenn ein Kind auffallend unvorsichtig wird und immer wieder Unfälle erleidet, könnte dahinter ein uneingestandener Wunsch nach Selbstbestrafung stecken.

Vielleicht hat das Kind auch die Freude am Leben verloren. Es gibt sich auf, es wünscht zu sterben. Seine Sehnsucht nach Nähe zu dem Verstorbenen kann so groß sein, dass es ihm »nachsterben« möchte. Harriet Straub schreibt 1883 als Elfjährige kurz nach dem Tod ihrer Mutter in ihr Tagebuch: »Mama, du hast doch dein Kindle lieb gehabt, warum hast du mich nicht mitgenommen?« (S. 20) und an anderer Stelle: »Ich möchte wissen, wie ich durchs Leben kommen soll, wann ich nichts verstehe von allem, was um mich ist. Mamale hol mich.« (S. 26/27) Dieser Wunsch nach Wiedervereinigung kann auch der Grund für Selbstmordgedanken sein.

Auffallender Entwicklungsstillstand. Wenn Kinder sich nach dem Tod eines geliebten Menschen eine Zeit lang nicht weiterentwickeln oder sogar in frühere Entwicklungsstufen zurückfallen, ist dies zunächst nicht Besorgnis erregend. Denn gerade kleine Kinder haben noch nicht genügend Kraft, um alle Entwicklungsaufgaben gleichzeitig zu lösen. Hält der Entwicklungsstillstand aber längere Zeit an, versagt das Kind zum Beispiel in der Schule, möchte es nichts mehr unternehmen, trifft es sich nicht mehr mit Freunden, dann sollte man versuchen, herauszufinden, was noch dahinter steckt.

Nach dem schrecklichen Erlebnis des Todes kann das Kind glauben, dem Schicksal ausgeliefert zu sein. Es fühlt sich wertlos, traut sich selbst nichts mehr zu und gibt auf. Vielleicht ist auch sein Kummer so groß und nimmt das Kind so gefangen, dass sein Interesse an seiner Umgebung erlischt.

Es kann auch sein, dass den Kindern Wissen vorenthalten wurde. Vielleicht haben sie Fragen gestellt und die Erwachsenen haben abwehrend reagiert, so dass sie spürten: »Ich darf hier nicht fragen.« Dann kann sich bei ihnen das Gefühl entwickeln, dass Fragen überhaupt unerwünscht sind.

Identifikation mit der Krankheit des Toten. Kinder lernen die Welt verstehen, indem sie Erwachsene nachahmen. In der Nachahmung sind sie dem anderen auch sehr nahe. Wenn nun jemand stirbt, können sie ihm nahe sein, indem sie sich so verhalten, wie er es immer getan hat.

Wenn Julian nach Vaters Tod karierte Hemden tragen möchte, so wie der Vater es tat, wenn er Vaters Werkzeugkasten erben möchte und nun anfängt zu basteln, ist dies ein wichtiger Schritt zur Selbstwerdung. Er trägt etwas vom toten Vater in sich und wird gleichzeitig zum Mann, so wie der Vater es war.

Wenn sich Julian aber, nachdem der Vater an Magenkrebs gestorben ist, häufig vor Leibschmerzen krümmt und oft erbricht, ist diese Identifikation mit dem Toten gefährlich. Denn Julian verbindet sich mit der kranken Seite des Vaters und nimmt sie in sich auf.

Neben der spezifischen Veranlagung oder besonderen Lebensumständen, die dazu führen können, dass ein Kind mit der Trauerarbeit überfordert ist, gibt es aber auch extrem belastende, wenn nicht sogar tragische Todesumstände, die für ein Kind nicht zu verkraften sind. Auch in diesen Fällen sind Eltern gut beraten, wenn sie für ihr Kind professionelle therapeutische Hilfe organisieren, um einer psychischen Erkrankung vorzubeugen.

Wann braucht ein Kind bei Todesfällen besondere Unterstützung?

- Bei Selbstmord eines Elternteils
- Bei Gewalt oder bei Naturkatastrophen
- Wenn das Kind bei dem gewaltsamen Tod dabei war
- Bei neurotischer Erkrankung oder Geisteskrankheiten des Verstorbenen
- Bei vorhergehender langer Krankheit und Pflegebedürftigkeit
- Wenn das Kind zu dem Verstorbenen ein schlechtes Verhältnis hatte
- Wenn der Todesfall dem Kind länger verschwiegen wurde
- Wenn beide Eltern gestorben sind
- Wenn der überlebende Elternteil aus Trauer das Kind vernachlässigt
- Wenn der überlebende Elternteil das Kind als »Ersatz« für den Verstorbenen behandelt

Wenn Kinder sterben

Kinder mit einer lebensbedrohenden Krankheit

»Tränen im Regenbogen« heißt ein Buch, das von Mädchen und Jungen mit einer lebensbedrohenden Krankheit in der Kinderklinik Tübingen geschrieben wurde (Klemm 1990). Die Schönheit eines Regenbogens ist nur zu sehen, wenn gleichzeitig die Sonne »lacht« und dunkle Wolken »weinen«. Bei Kindern mit schweren Krankheiten liegen Lachen und Weinen eng beieinander.

Die Diagnose »Krebs« zum Beispiel erzeugt Verzweiflung, Angst, Leiden und Hoffnungslosigkeit. Bei Kindern und Jugendlichen aber bedeutet Krebs auch Hoffnung auf Heilung. Vor rund 20 Jahren war die Krankheit Leukämie gleichbedeutend mit einem Todesurteil. Heute kann diese Krankheit in Deutschland bei zwei Dritteln der Kinder geheilt werden. Aber wer geheilt wird, ist nicht gewiss. Der Kampf gegen die Krankheit und die Ungewissheit über den Heilungserfolg muss viele Jahre ertragen werden.

Doch immer wieder sterben Kinder nach einem verzweifelten Kampf. In Deutschland sterben jährlich zwischen 600 und 700 Kindern an Krebs. Kranke und sterbende Kinder brauchen vielfältige Unterstützung. Besonders wichtig scheinen mir das Recht des Kindes auf Wahrheit und das Recht des Kindes auf Leben zu sein.

Das Recht des Kindes auf Wahrheit

Die Eltern sind tief getroffen vom Schicksal ihres Kindes. Sie müssen zusehen, wie es leidet, und können ihm die Schmerzen nicht abnehmen. Sie möchten alles tun, um ihm zu helfen. Sie klammern sich an jeden Hoffnungsschimmer und wissen gleichzeitig, dass es vielleicht keine Rettung gibt. Was sollen sie ihrem Kind sagen? Sie fürchten, dass die Wahrheit zu brutal ist und dem Kind den letzten Lebenswillen nehmen könnte.

Doch Kinder haben ein Recht auf die Wahrheit. Selbst kleine Kinder spüren oft schon, dass sie sterben müssen. Werden sie dann mit falschen Hoffnungen getröstet, an die niemand wirklich glaubt, werden sie doppelt allein gelassen. Denn Kinder spüren nicht nur, dass sie sterben, sie sehen auch die besorgten und ernsten Gesichter des Pflegepersonals, sie nehmen die Ängste und die Verzweiflung ihrer Eltern wahr und wissen, was das alles zu bedeuten hat.

Beide, Eltern und Kinder, quälen sich mit einem Wissen, das sie nicht teilen können. Jeder schweigt, um den anderen nicht zu belasten. So wächst in einer Zeit, in der intensive Nähe für beide nötig wäre, eine Mauer zwischen ihnen. Es kommt zu oberflächlichen Kontakten, intensive Gespräche fehlen und beide werden um einen echten Abschied betrogen.

Wie anders es sein könnte, zeigt die Krankheit und das Sterben von Isabell Zachert. Zehn Jahre nach Isabells Tod hat die Mutter ihre eigenen Erinnerungen sowie Isabells Briefe und ihr Tagebuch veröffentlicht. Isabell ist gerade fünfzehn Jahre alt, als sie erfährt, dass sie krebskrank ist. Ein Jahr lang kämpft sie gegen die Krankheit und bereitet sich und ihre Familie gleichzeitig langsam auf den Tod vor. Als zum Schluss keine Hoffnung mehr besteht, entscheidet Isabell sich nach einem Gespräch mit dem Arzt gegen weitere Therapien. »Ich möchte nicht mehr therapiert werden. Wenn Gott wirklich ein Wunder an mir geschehen lassen will, dann braucht er keine Chemotherapie.« (S. 137)

Sie möchte in Würde sterben. Die Ärzte versprechen ihr Hilfe gegen die Schmerzen. Dann teilt Isabell ihrer Familie den Entschluss mit und verabschiedet sich von allen. Während sie im Koma liegt, liest die Mutter den anderen aus Isabells Tagebuch vor, das sie während ihrer Krankheit geschrieben hat und der Familie zum Abschied geschenkt hat.

Die Mutter berichtet nach Isabells Tod: »Die Freunde, die kamen, um uns zu trösten, gingen beglückt und bereichert nach Hause, da wir von dir erzählten, wie du dein Schicksal vorbehaltlos akzeptiert hast und versöhnt vom Leben Abschied nahmst. Dass dir eine solche Entwicklung und ein solcher Abschied möglich war, ist maßgeblich von der Grundentscheidung beeinflusst worden, dass wir mit dir in Wahrheit lebten, [. . .] dass wir dir alle Ergebnisse sagten und die Gespräche mit dir und den Ärzten nach Möglichkeit gemeinsam führten.« (S. 178)

Wenn wir sagen, Kinder haben das Recht auf Wahrheit, drücken wir damit aus, dass ihnen die Wahrheit gesagt werden soll. Es muss aber noch geklärt werden, was die Wahrheit ist und wie sie zu vermitteln ist. Folgende Schritte sind dazu notwendig:

Information und Aufklärung. Eltern und Kinder brau chen ausführliche medizinische Informationen über die Art der Krankheit sowie über mögliche Verläufe und Heilungschancen. Dazu gehören auch ganz konkrete Informationen über das, was das Kind erwartet, zum Beispiel, dass die Haare ausfallen und warum das so ist.

Vorbereitung auf medizinische Eingriffe. Im Kampf gegen eine schwere lebensbedrohende Krankheit werden massive therapeutische Maßnahmen eingesetzt wie Operationen, Bestrahlung oder Chemotherapie. All diese Maßnahmen haben erhebliche Nebenwirkungen und belasten die Kinder sehr. Oft sind sie auch mit Schmerzen verbunden. Es fällt Eltern schwer, ihrem Kind solche belastenden und schmerzhaften Eingriffe zuzumuten, denn es widerspricht ihrer Aufgabe, ihre Kinder zu trösten und sie vor Schmerzen zu bewahren. Dennoch ist es nötig, weil diese Eingriffe manchmal die letzte Chance für das Kind sind.

Eltern und Kinder müssen auch wissen, dass die Kinder durch die Behandlung zunächst noch kranker werden. Den Krebs haben sie vielleicht noch gar nicht gespürt, doch bei der Chemotherapie erleben sie Übelkeit, Erbrechen, Schmerzen. All dies können sie besser verkraften, wenn sie darauf vorbereitet wurden und gleichzeitig das Gefühl haben, dass die Erwachsenen alles tun werden, damit sie so wenig wie möglich leiden.

Die Eltern können ihr Kind vor dem Eingriff nicht bewahren, sie können ihm auch die Schmerzen nicht wegnehmen, sie können ihm aber beistehen. Sie versuchen, mit kleinen Handreichungen die Schmerzen zu lindern, dem Kind Mut zuzusprechen, seine Qualen mit auszuhalten, es zu beschäftigen und seine Gedanken auf Schönes zu lenken.

Ängste und Beschwerden ausdrücken lassen. Trotz aller Vorbereitung und persönlicher Unterstützung können medizinische Maßnahmen sehr belastend sein. Dann ist es wichtig, die Beschwerden des Kindes ernst zu nehmen und sie nicht herunterzuspielen, etwa weil man sie nicht gerne hört und selbst darunter leidet. Es hilft auch nichts, dem Kind die anderen Patienten als gutes Vorbild hinzustellen. Denn das Kind leidet jetzt, in diesem Augenblick. Es fühlt sich unwohl und will in dieser Situation gehört und auch anerkannt werden.

Frau Barbara Stehle-Remer, die als Psychologin in der Freiburger Kinderklinik mit krebskranken Kindern arbeitet, hat eine ihrer Patientinnen, die zehnjährige Marion, ihre Sorgen zeichnen lassen. Die Sorge »Kranksein« ist ein kleines, mit dünnen Strichen gemaltes Männchen, das auf wackeligen Beinen steht und einen grünen Kopf hat. Es erinnert an einen Marsmenschen. Vielleicht will Marion mit dieser Zeichnung die Krankheit noch etwas von sich fern halten. Marsmenschen sind zwar bedrohlich, aber weit weg.

Die Sorge »Stechen« dagegen ist die größte und farbigste von allen gemalten Sorgen. Sie ist ein breiter, leuchtend rot gemalter Mensch mit grünen Augen, der mit beiden Beinen fest auf der Erde steht. Sie trägt keine Kleidung, sondern der ganze Körper ist voller Stacheln. Mit den Stacheln kann Marion etwas von dem zurückgeben, was sie erleiden muss. Marion kann selbst stechen und sich somit gegen die vielen Verletzungen ihres Körpers wehren, indem sie selbst verletzt. Dann fühlt sie sich nicht mehr so ausgeliefert.

Kinder, denen immer wieder Schmerzen zugefügt werden, können sich manchmal nur wehren, indem sie aggressiv und schwierig werden oder sich selbst in ihrer Phantasie als starke Helden sehen. Revolver und Pistolen, die sonst nicht gerne bei Kindern gesehen werden, sind manchmal das einzige Mittel, sie Stärke und Macht demonstrieren zu lassen und etwas von der angestauten Aggression abzubauen. Denn kranke Kinder können ihre Spannungen nicht loswerden, indem sie herumrennen, toben, schreien oder kämpfen. Dazu sind sie zu schwach.

Hoffnung erhalten. Wenn wir sagen, Kinder haben ein Recht auf Wahrheit, bedeutet dies nicht, sie zur Wahrheit zu zwingen und ihnen alle Hoffnung zu nehmen. Denn niemand weiß, wie sich eine schwere Krankheit entwickelt. Die Wahrheit ist die Information über die Schwere der Krankheit mit der gleichzeitigen Versicherung, dass die Ärzte alles tun werden, um das Kind zu heilen. So bestehen Hoffnung auf ein Wieder-gesund-Werden und Wissen über die Lebensbedrohlichkeit der Krankheit nebeneinander. Hoffnung ist nötig, um weiterzuleben, denn kein Mensch kann ständig mit dem Gedanken leben, dass er bald sterben muss.

Ein Gespräch ermöglichen. Auch wenn Kinder gefühlsmäßig über ihre Situation Bescheid wissen, wollen sie sie nicht immer wahrhaben und können auch nicht immer darüber sprechen. Manchmal brauchen sie etwas mehr Zeit, um sich an die Wahrheit heranzutasten. Diese Zeit soll ihnen zugestanden werden. »Denn jeder Mensch hat ein Anrecht darauf, mit seinen Ängsten so umzugehen, wie er es vermag.« (Leist 1993:110)

Manchmal vermeiden Kinder auch Gespräche über Gefühle, weil sie nicht unangenehm auffallen möchten. Sie merken, dass ihre Krankheit die gesamte Familie belastet, und möchten diese Belastung nicht noch vergrößern. Sie schweigen, um Eltern und Geschwister vor ihrem eigenen Leid zu »schützen«. Vielleicht haben sie auch Angst, von ihren eigenen Gefühlen überwältigt zu werden. Sie vermeiden ein Gespräch, obwohl sie es dringend nötig hätten. Therapeuten und Eltern sind hier in einer schwierigen Situation. Sie sollten das Schweigen des Kindes akzeptieren, ihm aber gleichzeitig die Tür zu einem Gespräch offen halten.

Das kann mit einfachen Fragen geschehen. Elisabeth Kübler-Ross, die viel mit Sterbenden gearbeitet hat, rät dazu, immer wieder die Frage »Ist es sehr schlimm?« zu stellen. Diese Frage klingt einfach und ungefährlich, sie ermöglicht aber, das auszusprechen, was die Kinder belastet. Auch Bilderbücher, Geschichten und Zeichnungen können ein Gespräch anregen.

Nicht die Wahrheit sagen, sondern die Wahrheit hören. Wahrheit ist mehr als das Vermitteln von Sachwissen. Die Wahrheit kann nicht gesagt, sondern muss gemeinsam gefunden werden. Dies bedeutet für die Kinder, so wie sie sind, offen zu sein. Sie möchten gesehen werden und die Möglichkeit erhalten, ihre Gedanken und Befürchtungen mitzuteilen. Deshalb ist es wichtig, zu den Kindern eine vertrauensvolle Beziehung aufzubauen, damit sie es wagen, ihre Fragen zu stellen.

Kinder fragen oder sprechen manchmal in Nebensätzen, in Andeutungen, in Zeichnungen oder in Spielen. Nur wenige Kinder sprechen unmittelbar über ihre Ängste, sondern drücken sie meist symbolisch aus. Es ist ihnen oft selbst nicht klar, was sie darstellen. Ihre Zeichnungen oder Geschichten entstehen auf Grund eines tiefen inneren Wissens, das den Verstand noch gar nicht erreicht hat. Manchmal erschrecken Kinder selbst über das, was sie dargestellt haben.

Deshalb sollten Erwachsene sehr aufmerksam, aber gleichzeitig sehr zurückhaltend sein. Auch wenn sie den Ausdruck des Kindes für sein Erleben verstehen, ist eine Deutung dem Kind gegenüber unangebracht. Dem Kind müssen seine eigenen Gefühle nicht erklärt werden, sondern sie müssen ernst genommen werden.

Vorstellungen entwickeln lassen. Sterbende Kinder möchten wissen, was nach dem Tod mit ihnen passiert. Das können ganz konkrete Fragen danach sein, was mit dem toten Körper geschieht, zum Beispiel: »Wie lange liegen Tote unter der Erde?« – »Ersticke ich, wenn ich im Sarg liege?« Diese Fragen brauchen klare sachliche Antworten, die dem Kind aber gleichzeitig die Angst nehmen sollten.

Die Frage, wie ein Leben nach dem Tod aussehen wird, sollte nicht vorschnell beantwortet werden. Hier ist es wichtig, dem Kind keine festen Bilder anzubieten, sondern es selbst Vorstellungen entwickeln zu lassen, die zu ihm passen und von denen es sich Trost verspricht.

Die Therapeutin Elisabeth Wellendorf begleitet sterbende Kinder. Als sie von Aileen, ihrer ersten Patientin, gefragt wird, was nach dem Tod passiert und wie es weitergeht, weiß sie keine Antwort. Sie schämt sich, dass ihr nichts Passendes eingefallen ist. Doch kurz vor ihrem Tod sagt Aileen zu ihrer Therapeutin: »Als du damals nichts gesagt hast auf meine Frage, das war gut. Ich hätte dir alles geglaubt, jetzt habe ich es selbst herausgefunden.« (Wellendorf 1992:54)

Die neunjährige Angelika, Patientin von Frau Stehle-Remer, deren Eltern gestorben sind und die selbst an einer lebensbedrohenden Krankheit leidet, malt ihr Leben nach dem Tod. Sie ist in einem wunderschönen Land mit Palmen und lustigen Affen, die auf den Palmen herumklettern. Sie selbst sitzt friedlich auf dem Fußboden und spielt mit Klötzen. Neben ihr stehen ihre leibliche Mutter, die gestorben ist, und ihre Pflegemutter, bei der sie jetzt lebt. Der Himmel ist blau, und die Sonne scheint auf alle herab.

Dieses tröstliche Jenseitsbild hätte kein Erwachsener für das Kind ausdenken können. Manchmal können Erwachsene einen Anstoß geben, dass Kinder ihre eigenen Bilder entwickeln. Alle vorgegebenen Jenseitsphantasien sollten viel Platz zu eigenen Vorstellungen lassen und tröstlich sein. »Wahr« brauchen sie nicht zu sein, denn niemand kennt diese Wahrheit.

Das Recht des Kindes auf Leben

Kinder mit einer lebensbedrohenden Krankheit sind vom Tod gezeichnet. Über den aufreibenden Kampf gegen den Tod darf jedoch nicht vergessen werden, dass die Kinder jetzt leben. Gerade weil ihr Leben eventuell kürzer ist als das der anderen, sollte es umso bewusster gelebt werden. Nicht die zeitliche Verlängerung des Lebens um jeden Preis ist wichtig, sondern die Güte des Lebens, die vielen schönen Augenblicke, die es noch gibt. Folgende Faktoren können »ein Leben bis zuletzt« unterstützen:

So viel Normalität wie möglich. Mit ihrer Krankheit haben die Kinder die Gesellschaft der Gesunden verlassen. Ihr Anderssein ist für sie bedrückend. Sie möchten zurückkehren in die Normalität, denn das würde Heilung bedeuten. Der siebzehnjährige Thomas betritt zum ersten Mal die Krebsstation und schreibt seine Eindrücke später für die Zeitung der Kinderklinik Münster auf: »Alle waren kahlköpfig und viele hatten sich aus irgendeinem Grund die Lippen blau gefärbt. Er dachte sich: ›So, das ist nun deine Welt für die nächste Zeit; so wirst du auch bald aussehen.‹ [. . .] Er hatte plötzlich das dringende, fast zwingende Bedürfnis, hinauszurennen an die frische Luft und all das hier hinter sich zu lassen, wie ein beschmutztes Taschentuch. Er wollte so weiterleben, wie er es die letzten 17 Jahre getan hatte. Plötzlich begriff er, wie groß die Freiheit gewesen war, die [. . .] jetzt ganz weit weg war. [. . .] Da draußen, wo die Gesunden gingen und fuhren, da war sie.« (Mann 1993:18)

Deshalb ist für Kinder alles, was in ihrer ungewöhnlichen Situation an Normalität erinnert, wichtig. Die Schule zum Beispiel, der Unterricht am Krankenbett zeigt ihnen, dass sie noch nicht aufgegeben sind, dass ihnen noch etwas abverlangt wird. Es ist auch eine Vorbereitung auf das Leben nach der Klinik.

Zur Normalität gehören auch Begrenzungen und Anforderungen. Kinder, die alles dürfen und alles bekommen, nur weil sie krank sind, werden damit nicht glücklich. Sie fühlen sich »abgespeist«, wenn sie mit Geschenken überhäuft werden. Viel wichtiger ist für Kinder, dass sie etwas tun können, eventuell eine Aufgabe haben, die sie ausfüllt. Das kann ein besonders großes Puzzle sein, Weihnachtsgeschenke, die sie für ihre Familie basteln, oder eine Briefmarkensammlung, die sie ordnen.

Auch Ausbrüche aus der Station und das Eintauchen in die Welt der anderen sind immer wieder nötig. Ein Einkaufsbummel, ein Kinobesuch, eine Fahrt mit Vaters neuem Auto, ein Wochenende zu Hause oder gar Ferien lenken ab und geben neue Kraft. Christel Zachert (1994:46) nimmt ihre Tochter Isabell während einer längeren Therapie für eine Nacht nach Hause und schreibt: »Ich wusste um die Schwere der Verantwortung und die Konsequenz für die Ärzte, wenn sie so etwas erlauben – und sie dürfen es nicht. Auf der anderen Seite wussten wir beide, dass diese Stunden zu Hause, diese paar Stunden Normalität, so viel bewirkten wie die halbe Therapie. Es half, die seelische Balance zu stabilisieren. [. . .] Und jeder lebenswerte Tag erhöhte die Bereitschaft, die nächste Therapie zu ertragen.«

So viele eigene Entscheidungen wie möglich. Kinder mit einer lebensbedrohenden Krankheit müssen sich dem Klinikalltag und vielen medizinischen Maßnahmen unterwerfen. Immer wieder muss Blut abgenommen werden. Auch wenn kleine Kinder sich verstecken, sich wehren und tausend Ausreden erfinden – es muss sein. Das Gefühl, ausgeliefert zu sein, kann verringert werden, wenn die Kinder umfangreich über das, was geschieht, informiert werden und gleichzeitig so viel wie möglich selbst bestimmen können.

Kleine Kinder haben keinen Einfluss auf medizinische Maßnahmen, aber bei der Gestaltung ihres Alltags können sie mitentscheiden und eigene Vorschläge einbringen. Ältere Kinder sollten, so oft es geht, auch an Entscheidungen über therapeutische Maßnahmen beteiligt sein. Dann werden sie diese Maßnahmen eher unterstützen und auch schwere Zeiten besser durchstehen. Dies trägt sicherlich zur Gesundung bei.

Die Stärken des Kindes betonen. Eine lebensbedrohende Krankheit beeinflusst das Selbstbild des Kindes. Krankheit wird häufig als »Versagen« erlebt. Es gibt so vieles, was anderen Kindern leicht fällt und was kranke Kinder einfach nicht mehr können. Wenn die Klassenkameraden laut grölend die Treppe hinauftoben und das kranke Kind nicht mehr die Kraft hat, sie in kleinen Schritten nach oben zu begleiten, tut das weh. Gegen diese Gefühl des Mangels ist es wichtig, die Stärken des Kindes zu betonen. Gemeinsam sollte man herausfinden, was es gut kann und gerne tun möchte, und es darin unterstützen.

Kontakte knüpfen. Durch die Krankheit sind die Kinder aus ihrem natürlichen sozialen Umfeld herausgerissen worden. Die Behandlung findet häufig weit entfernt vom Heimatort statt. Besuche von Freunden und Nachbarn werden dadurch erschwert. Wenn das Kind dann während einer Therapiepause nach Hause kommt, reagiert die Umgebung oft gehemmt und verschämt, so dass ein normaler, natürlicher Kontakt schwer fällt. Das kranke Kind selbst kann wegen seiner Schwäche an früheren gemeinsamen Aktivitäten nicht mehr teilnehmen. So wird der Abstand zu seinen bisherigen Freunden immer größer.

Aber Kinder haben das Bedürfnis nach Kontakt zu anderen Kindern. Deshalb sind Gruppenangebote auf der Krankenhaus-Station, gemeinsame Projekte und das Schreiben einer Klinikzeitschrift wichtig. Solche Tätigkeiten schützen vor Vereinsamung und helfen den Kindern, das, was sie innerlich bewegt, auszudrücken.

Diese Kindergruppen gleichen den Selbsthilfegruppen Erwachsener. Die kranken Kinder wurden bisher durch ihre Krankheit aus der Gesellschaft der Gesunden ausgegrenzt und erleben nun, dass die Krankheit zum gemeinsamen verbindenden Merkmal für die neue Gruppe wird. Die Kinder können sich selbst in den anderen wieder erkennen. Sie fühlen sich verstanden und können sich selbst und den anderen Mut machen. Selbsthilfegruppen leben aus dem »Dennoch«, dem »Trotzdem« – gemeinsam werden hier, allen Einschränkungen zum Trotz, Kräfte entdeckt und entwickelt.

Den Tod der anderen verarbeiten. Bei allem Bemühen um Normalität ist aber auf einer Krankenhaus-Station für Kinder mit lebensbedrohenden Krankheiten der Tod gegenwärtig. »Stirbt ein Kind, müssen die anderen Abschied nehmen [. . .]. Und für alle schwingt damit auch mit, vielleicht ein Stück Hoffnung aufgeben zu müssen.« (Weiss 1997:140) Die Kinder werden an die eigene Krankheit und an den ihnen vielleicht auch bevorstehenden Tod erinnert. Die Heilpädagogin Gabriele Weiss versucht, mit Hilfe des Ausdrucksspiels ein Abschiedsritual zu finden. Die Kinder sitzen zusammen und erinnern sich gemeinsam, welche Rolle dem verstorbenen Kind gefiel. Für Isolde, die am liebsten Prinzessin war, spielen sie »Tanzfest im Schloss« und für Eric, der sich für Sciencefiction interessierte, spielen sie einen Flug im Raumschiff. Die Kinder nehmen ein Stück des verstorbenen Kindes in ihr Leben auf und verabschieden sich von ihm.

Das Leben abschließen. Der Kampf gegen die lebensbedrohende Krankheit wird nicht immer gewonnen. Deshalb ist es wichtig, dem Kind bis zum Schluss ein bewusstes Leben und einen bewussten Abschied zu ermöglichen. Die Aktivitäten verändern sich. Vielleicht kann das Kind nicht mehr singen, aber Musik hören. Es ist vielleicht zu schwach, um zu malen, sieht aber gerne Bilderbücher an. Wenn es nicht mehr schreiben kann, kann es, wie Isabell Zachert es tat, seine Abschiedsbriefe diktieren.

Ebenso wie sterbende Erwachsene möchten sterbende Kinder vor ihrem Abschied alles regeln. Sie möchten wissen, was aus ihrem Besitz wird. Sie überlegen, wem sie ihre Spielsachen schenken, wen sie noch einmal sehen möchten. Wenn ältere Kinder an der Entscheidung, ob es zu einem Therapieabbruch kommt, beteiligt werden, wollen sie ganz bewusst die verbleibende Zeit gestalten. Die Frage, ob ein Kind zu Hause oder im Krankenhaus sterben kann, hängt nicht nur von seinem Willen, sondern auch von seinem Zustand ab. Manchmal ist der Pflegebedarf so groß, dass er zu Hause nicht geleistet werden kann.

Menschen, die sterbende Kinder begleiten, berichten häufig, dass die Kinder zum Schluss eine große Ruhe und einen großen Frieden ausstrahlen, was den Eltern bei allem Leid ermöglicht, ihr Kind loszulassen. Renate Salzbrenner, deren Kind gestorben ist, schreibt (in Voss-Eiser 1997:120):

Die wir lieben,
sind nur geborgt.
Wann sie gehen,
entscheiden wir nicht.
Wir entscheiden,
ob wir die Erinnerung
als Geschenk annehmen wollen.

Buchempfehlungen

Wolkenland von John Burningham (Eine bebilderte Geschichte)
Auf einer Wanderung durch die Berge stürzt der Junge Benjamin in eine Schlucht. Die Eltern stehen weinend am Abgrund. Doch Benjamin wird von einer Wolke aufgefangen und von den Wolkenkindern in eine schwerelose Welt entführt. Sie heilen ihn mit Zaubersprüchen und schweben mit ihm durch Wind, Gewitter und Sonnenschein des Wolkenlandes.

Nach einer gewissen Zeit möchte Benjamin zu seinen Eltern zurück. Er blickt von seiner Wolke auf die Lichter der Großstadt. Dann wacht er in seinem Bett auf. Die sorgenvollen Mienen der Eltern zeigen, dass es ihm sehr schlecht ging. Benjamin kehrt in sein normales Leben zurück, aber die Erinnerung an das Wolkenland behält er.

Das Buch verbindet zwei Welten miteinander, wobei man das Wolkenland als Jenseitserlebnis deuten kann. Wirklichkeit und Einbildung, das Wolkenland als Übergang zum Tod oder nur als Tagtraum, alles bleibt in der Schwebe. Jedes Kind kann das Buch auf seine Weise lesen.

Kinder mit einer lebensbedrohenden Krankheit fragen sich oft, was wird, wenn sie nicht gesund werden. »Wolkenland« gibt keine Antwort für die Wirklichkeit, aber Trost, denn das abstürzende Kind wird aufgefangen und geheilt. Das Buch bietet viele Anlässe zum Gespräch.

Ein Elefant gab mir die Hand von Mavi Mohr
Die Schülerin Mavi ist 13 Jahre alt, als nach mehreren Fehldiagnosen bei ihr Leukämie festgestellt wird. Sie schreibt in diesem Buch über die darauf folgenden zwei Jahre, über ihre Erlebnisse und ihre Gefühle. Sie berichtet auch über medizinische Maßnahmen und darüber, was

sie über die Krankheit erfährt. Der Leser erhält klare medizinische Informationen über Krebserkrankungen.

Im ersten Schock fragt Mavi ihre Mutter, ob sie nun sterben muss, und die Mutter antwortet: »Vielleicht.« Mavi wollte eine ehrliche Antwort und will sie trotzdem nicht hören. Sie denkt: »Mensch Mama, du bist doof! Wie kannst du so was sagen? Ich kann doch nicht sterben! So etwas passiert doch nur in Seifenopern oder in Nachrichten. Ich habe doch mein Leben noch vor mir.«

Als sie einmal ohnmächtig wird, hat sie ein Todeserlebnis. Sie spürt ihren Körper nicht mehr und hört die Stimmen der Ärzte wie von fern. »Noch nie war mir etwas schwerer gefallen, als in diesem Augenblick meine Augen zu öffnen [. . .] aber als ich in die Augen meiner Mutter blickte, war es für mich die Bestätigung, dass meine Anstrengungen sich gelohnt hatten.« Jetzt weiß sie, dass sie selbst gegen die Krankheit ankämpfen muss. Dennoch setzt sie sich mit dem Tod auseinander. Sie wünscht sich von ihrer Mutter, dass diese sie »loslassen« wird, wenn die Therapien nicht mehr helfen.

Durch die Krankheit erlebt Mavi ihr Leben neu. Therapiepausen, in denen sie ganz normal leben darf, erfüllen sie mit Glück. Sie freut sich, wenn sie Geschirr spülen oder zur Schule gehen kann. Doch sie begegnet auch verständnislosen Pflegern und Ärzten. Dann hat sie das Gefühl, ausgeliefert zu sein, und hat Angst vor dem Tropf und vor den Schmerzen. Manchmal meint sie, dass das Leben so viele Schmerzen gar nicht wert sei. Das Buch endet mit einem Gedicht, das sie selbst geschrieben hat. Darin steht: »Doch die, die es schaffen, ihnen hat man was Besonderes gegeben. Die Schmerzen haben sich gelohnt. Man hat ein neues Leben.«

Wenn Kinder sich das Leben nehmen

Die Trauer der Eltern

Die Trauer verwaister Eltern wird noch stärker, wenn ihr Kind sich selbst getötet hat. Die Frage nach dem Warum ist für sie noch quälender. Die Eltern fragen sich, warum ihr Kind alle Hoffnungen aufgegeben hat und warum es ihnen nicht möglich war, in ihrem Kind den Wunsch nach Leben zu erhalten. Sie erleben den Selbstmord ihres Kindes als Vorwurf, sie entwickeln Schuldgefühle und schämen sich vor ihrer Umgebung, deren geheime Vorwürfe sie zu spüren glauben. Auch die Partnerschaft der Eheleute wird schwierig. Die Trauer kann nur schwer gemeinsam verarbeitet werden, weil die Frage der Schuld im Raum steht.

Die Tatsache aussprechen. Da die Selbsttötung des eigenen Kindes so unfassbar ist, möchten Eltern dieser Tatsache ausweichen, das Geschehene verschweigen und nicht daran rühren. Doch das können sie nicht durchhalten. Helga Ide (1992), deren Sohn sich selbst getötet hat, fordert in ihrem Buch die Eltern auf, sich der Wirklichkeit zu stellen. Dazu gehört, dass sie das Ereignis in Worte fassen. Helga Ide hat für sich den Satz immer wieder ausgesprochen: »Mein Sohn Kai ist tot – er hat sich das Leben genommen.« (S.13) Zuerst leise weinend, dann auch laut, wenn sie allein zu Hause war. Später wagte sie auch, diesen Satz Freunden gegenüber auszusprechen, bis sie ihn schließlich auch Fremden sagen konnte.

»Hätte-Sätze« vermeiden. Die verwaisten Eltern quälen sich mit Überlegungen darüber, was den Tod ihres Kindes hätte verhindern können. Ihre Gedanken beginnen mit: »Hätten wir nur...« und werden so zu Ende gedacht: »... dann lebte unser Kind vielleicht noch.« Helga Ide (S. 14) warnt vor den »Hätte-Sätzen«, weil sie viel Kraft und Energie kosten, »die Eltern für anderes brauchen als für sinnlose Phantasien«. Nur wenn Eltern die Tatsache des selbstgewählten Todes ihres Kindes hinnehmen, können sie später wieder ein eigenes Leben führen.

Die Frage nach dem »Warum« lässt sich nicht beantworten. Eltern meinen, wenn sie diese Frage beantworten könnten, würde ihr Schmerz erträglicher. Sie suchen nach Abschiedsbriefen und sind enttäuscht, wenn sie keine finden. Doch auch Eltern, die Abschiedsbriefe erhalten haben, zermartern sich den Kopf darüber, welche Probleme sich hinter den Gründen verbergen, die ihre Kinder genannt haben. Manchmal ist ein Auslöser zu erkennen – ein schlechtes Zeugnis oder ein Zerwürfnis mit der Freundin –, aber können derartige Gründe ausreichend sein, sich das Leben zu nehmen?

In dem Roman von Katarina Mazetti (1998) entscheidet sich das Mädchen Linnea, nicht mehr nach den Gründen für den Selbstmord ihrer Freundin Pia zu suchen. Sie weiß, dass ihre Freundin lieber sterben wollte, als irgendjemandem davon zu erzählen. Deshalb will sie das Geheimnis, das die Freundin mit ins Grab genommen hat, hinnehmen und »... nicht darin herumwühlen«. (S. 139)

Den Tod verzeihen. Helga Ide sagt auf der Trauerfeier ihres Sohnes: »Ich wünsche uns allen die Kraft, Kai und uns selbst seinen Tod zu verzeihen.« (S. 51) Sich selbst zu verzeihen heißt hier, die eigenen Schwächen einzugestehen und trotz aufkommender Schuldgefühle wieder zu lernen, liebevoll mit sich selbst umzugehen. Sich selbst zu verzeihen bedeutet auch, sich dem Leben wieder zuzuwenden, neue Bindungen einzugehen.

Dem Kind zu verzeihen bedeutet, ihm sein Geheimnis, das ihn in den Tod getrieben hat, zu lassen. Eltern müssen auch anerkennen, dass ihr Kind in dem Augenblick der Selbsttötung keine andere Lösung hatte finden können, keine Hoffnung mehr hatte. Zu ihrer Erinnerung an das Kind gehört nicht nur sein Tod, sondern auch ihr vorheriges gemeinsames Leben mit seinen vielen guten Augenblicken.

Die Trauer der Geschwister und Freunde

Geschwister haben oft ein zwiespältiges Verhältnis zueinander. Sie mögen sich wohl, aber können sich auch manchmal nicht ausstehen. Nach einer Selbsttötung entwickeln überlebende Kinder häufig Schuldgefühle. Sie fragen sich, ob das eigene Verhalten den Selbstmord ausgelöst haben könnte, und bereuen frühere Streitereien, die nicht mehr gut zu machen sind.

Manchmal werden Jugendliche von Gleichaltrigen in Selbstmordgedanken eingeweiht, aber ihnen wird das Versprechen abgenommen, darüber zu schweigen. Das stürzt sie in große Konflikte. Sie möchten ihre Freunde nicht verraten, fühlen sich aber auch als Mitwisser verantwortlich. Jugendliche sollten wissen: Geheimnisse, die zum Tode führen können, dürfen keine Geheimnisse bleiben.

Frage nach dem eigenen Wert. Nimmt die beste Freundin oder der beste Freund sich das Leben, fragen sich die Jugendlichen, warum sie nichts dazu beitragen konnten, dass ihrer Freundin oder ihrem Freund das Leben lebenswert erschien. Sie zweifeln an ihrem eigenen Wert, denn sie selbst und ihre Freundschaft waren offenbar nicht so wichtig, dass es sich gelohnt hätte, dafür zu leben.

Frage nach der eigenen Entscheidung. Jugendliche, die sich ihrer selbst noch nicht sicher sind, identifizieren sich sehr mit ihren Freunden und orientieren sich an deren Verhalten. Sie schwärmen für die gleiche Musikgruppe, tragen die gleiche Kleidung und haben die gleichen Vorstellungen von der Welt. Nimmt sich nun die beste Freundin oder der beste Freund das Leben, wird damit auch die Frage nach der eigenen Einstellung zum Leben gestellt. Die Jugendlichen müssen sich mit dem Geschehenen auseinander setzen und sich gleichzeitig nach ihrer eigenen Haltung fragen. Hätten sie selbst auch den Tod gewählt oder hätten sie sich für das Leben entschieden? In den beiden in diesem Kapitel besprochenen Jugendbüchern geht es um diese Fragen.

Auslöser für die Selbsttötung Jugendlicher

Im Jugendalter ist Selbstmord die zweithäufigste Todesursache. Dies bedeutet zugleich, dass mehr Jugendliche durch Selbstmord als durch Krankheiten sterben. Die Gründe für die Selbsttötung sind vielfältig und nicht immer klar zu erkennen. Sie haben oft eine lange Geschichte. Die Auslöser oder der Anlass für den Selbsttötungsversuch sind leichter zu benennen. Sie haben meist etwas mit der augenblicklichen schwierigen Situation der Jugendlichen zu tun. Die wichtigsten Auslöser sollen im Folgenden genannt werden.

Selbstunsicherheit und Einsamkeit. Jugendliche haben oft das Gefühl, den Anforderungen des Lebens nicht gewachsen zu sein. Selbstmordgefährdete Jugendliche sind einsame Menschen. Sie kommen mit der Wirklichkeit nicht zurecht, sie sind verunsichert und leicht kränkbar. Neben Konflikten mit dem Elternhaus, dem Mangel an

Selbstvertrauen werden auch Leistungsanforderungen in Schule und Beruf, der Kontakt zum anderen Geschlecht und die eigene sexuelle Entwicklung zu einem Problem.

Misserfolge, Abweisung und Verluste werden überbewertet und leicht als Katastrophen erlebt. So entwickelt sich eine allgemeine Lebensangst und »Weltschmerz«. Oft fehlen Kontakte, die die Jugendlichen bestätigen und ihnen beweisen, dass sie wertvoll und wichtig sind.

Ein Hilfeschrei. Die Selbsttötung kann ein Hilfeschrei sein nach Zuwendung und Aufmerksamkeit. Jeder Selbsttötungsversuch, wie unecht und ungeschickt er auch aussieht, ist ein Alarmzeichen dafür, dass ein Mensch mit seinen Problemen nicht fertig wird und Unterstützung braucht. Niemand wird den Tod wählen, wenn er weiß, wie er weiterleben kann. »Wer sich tötet, will lieber leben, will die Mauer der Isolation überwinden.« (Badische Zeitung 1982)

Aggressionen und Vergeltungsphantasien. Die Selbstmordankündigung ist nicht nur ein Hilfeschrei, sondern auch Ausdruck für Aggressionen auf die Umwelt, die Vergeltung und Rache verdient. Mit dem Selbstmord wollen Jugendliche die Umgebung treffen. Sie malen sich aus, wie die anderen um sie weinen und erst an ihrem Grab erkennen, dass sie ihnen Unrecht getan haben. Dieser Angriff gegenüber der Umgebung ist nur möglich, indem der Jugendliche die Aggression, die er sonst nicht äußern kann, gegen sich selbst wendet und sich selbst tötet. Der Jugendliche zerstört sich selbst, belastet aber damit die anderen.

Kompromisslosigkeit. Jugendliche können sich das Leben nehmen, weil sie keine Perspektive für sich sehen. Sie möchten nicht so leben wie die Eltern, sie möchten keine

Kompromisse eingehen, sie möchten alles oder nichts. So wird der Selbstmord zu einer radikalen Form, ihre Individualität auszudrücken. »Ihr alle ekelt mich an mit euerm Glück! Mit euerm Leben, das man lieben soll, was es auch koste ... Ich will alles, sofort – und ganz und gar – oder ich verweigere.« (Anouilh, Antigone)

Todessehnsucht. Antigone fährt fort: »Ich will über alles ganz sicher sein und zwar augenblicklich und dass es genau so schön ist wie damals, als ich klein war – oder ich will sterben.« Weil das Leben ihnen nicht bietet, was sie sich erträumen, wird der Tod oft positiv aufgewertet. Die Todessehnsucht vieler Jugendlicher ist eine Sehnsucht nach einem besseren Leben. Sie sehen den Tod als eine Zuflucht zu einem harmonischen Leben, zu der Geborgenheit ihrer Kindheit oder als Möglichkeit der Vereinigung mit früher gestorbenen Menschen, die sie liebten.

Unfälle, weil das Leben herausgefordert wird. Manchmal sterben Jugendliche, weil sie das Leben zu sehr herausgefordert haben. Ihre Selbstwertproblematik, der Wunsch, sich neu und anders zu erfahren, ihr Hunger nach Reizen und Erlebnissen lässt sie Grenzerfahrungen suchen. Das Risiko beim Bungee-Springen, Bergsteigen und Wettrennen auf der Autobahn wird zu einer prickelnden Situation, zu einem intensiven Erleben, mit dem das Gefühl der Sinnlosigkeit verdeckt wird.

Auch Selbsttötungsversuche mit Tabletten können als eine Herausforderung des Lebens angesehen werden (Klosinski 1983). Die Jugendlichen begeben sich in eine Grenzsituation, deren Ausgang sie nicht kennen. Die Entscheidung wird dem Schicksal überlassen. Ist die Dosis tödlich? Werden sie vorher gefunden? Alles bleibt offen. Es ist ein »Spiel mit dem Tode« und deshalb sehr provozierend. Es soll die Umgebung aufrütteln, herausfordern. Für die Jugendlichen bedeutet es eine scharfe Trennung vom Bisherigen und Bekannten. Dies ist wichtiger als der mögliche Ausgang.

Irrtümer über den Selbstmord:

Therapeuten, die mit selbstmordgefährdeten Menschen arbeiten, stellen immer wieder fest, dass wir Vorstellungen über den Selbstmord haben, die mit der Wirklichkeit nicht übereinstimmen. Solche Mythen sind gefährlich, denn sie tragen dazu bei, dass selbstmordgefährdete Menschen falsch behandelt werden.

- »*Menschen, die von Selbstmord reden, tun sich nichts an.*« Aber über 90% der Selbstmörder haben mit mindestens einer Person vorher über ihren Plan gesprochen oder Andeutungen gemacht, die vielleicht nicht verstanden wurden.
- »*Wer einmal einen Selbstmordversuch macht, tut es immer wieder.*« Wahr ist, dass Selbstmordkrisen meist vorübergehen. Zu Wiederholungen kommt es nur, wenn die zu Grunde liegenden Probleme nicht ernst genommen werden.
- »*Selbstmord ist erblich.*« Es gibt keine Vererbung der Selbstmordneigung. Dennoch gibt es in manchen Familien öfter Selbstmord, weil innerhalb dieser Familien keine anderen Konfliktlösungsstrategien vermittelt werden.
- »*Selbstmord ist ansteckend.*« Es gibt einen Nachahmungseffekt, zum Beispiel wenn in einer Zeitung ausführlich über einen Selbstmord berichtet wurde. Zur Nachahmung neigen aber nur Menschen, die schon vorher gefährdet waren.

- *»Einem Menschen, der unbedingt sterben will, kann man nicht mehr helfen.«* Es gibt jedoch viele Beispiele, dass auch hartnäckigen Selbstmordkandidaten geholfen wurde.
- *»Selbstmörder sind verrückt.«* Selbstmordgefährdete Menschen sind nicht verrückt, aber sie finden sich in ihrem Leben nicht mehr zurecht. Ihre Situation ist vielleicht ver-rückt und sie sehen keinen Ausweg. Manchmal können auch seelische Krankheiten wie Depressionen oder Wahnvorstellungen zum Selbstmord führen.
- *»Ein Selbstmordversuch ist ein Betteln um Aufmerksamkeit. Wer ihn überlebt, wollte gar nicht sterben.«* Mit solchen Worten verharmlost man die Gefährdung und versagt dadurch Hilfe. (Vgl. Hömmen 1989)

Buchempfehlungen

Die Sache mit Christoph von Irina Korschunow
Das Buch beginnt: »Heute haben wir Christoph begraben.« Der siebzehnjährige Christoph raste mit dem Fahrrad den Berg hinunter. In der Kurve lag ein Stein. Christoph stürzte und wurde von einem Lastwagen überfahren. Niemand weiß, ob es ein Unfall oder ein Selbstmord war. Diese Frage wird nicht beantwortet.

Es geht vielmehr um den Ich-Erzähler Martin, Christophs Freund. Er denkt in den Tagen nach der Beerdigung über Christoph und sein eigenes Leben nach. Er versucht, Christoph zu verstehen, überlegt, was falsch gelaufen ist, was zu dem Tod geführt haben kann. Christophs Abneigung gegen die Welt der Erwachsenen und seine Isolierung in der Schulklasse kann er nachempfinden. Und doch merkt er, wie verschieden Christoph und er selbst waren. Als Christoph noch lebte, hat Martin sich ihm angepasst, seine Gedanken geteilt. Nun grenzt er sich ab. »Damals habe ich genickt. Zu allem, was er sagte, habe ich genickt. Jetzt nicht mehr.«

Martin überlegt, was er selbst anders machen kann als Christoph, damit er leben kann und doch nicht so wird, wie die meisten Menschen ihrer Umgebung, die sie beide verachteten. Einziger Gesprächspartner für Martin ist Christophs Freundin, die auch sehr unter dem Tod leidet. Das Buch endet, indem Martin noch einmal zu Christophs Grab geht: »Christoph, sagte ich. Ich hätte so gern noch einmal mit ihm gesprochen, ihm gesagt, was geschehen war in den letzten Tagen. Aber vielleicht würde er es gar nicht hören wollen.«

Das Buch schildert sehr einfühlsam die Nöte von Jugendlichen, die wie Christoph mit ihren hohen Ansprüchen in Traurigkeit versinken und an der Welt zerbrechen oder aber auch wie Martin lernen, weiterzuleben. Ob Christophs Tod ein Selbstmord war, ist dann nur noch zweitrangig. Es geht nicht um Schuldzuweisungen oder moralische Urteile, sondern es geht darum, die Jugendlichen zu verstehen. Ihnen gilt die Sympathie der Autorin. Das Buch ist nicht nur eine sensible Darstellung der Gefühle und Gedanken zweier Jugendlicher, es ist auch spannend zu lesen.

Es ist Schluss zwischen Gott und mir von Katarina Mazetti

Pia ist tot. Sie hat sich vor den Zug geworfen und niemand weiß warum. Linnea, ihre beste Freundin, ist wütend und verzweifelt: »Wie konnte sie mich einfach zurücklassen, mit diesen Idioten? Das kann ich dir nur schwer verzeihen. Wärst du hier, würde ich dir eins mit der Schultasche überbraten.«

Sie verkriecht sich in den Kleiderschrank ihrer Großmutter. »Mir bleibt nur die Wand zum Reden.« Ihre Großmutter sagt ihr, dass man, um etwas vergessen zu können, sich erst daran erinnern muss. So beginnt Linnea mit der mühsamen und schmerzhaften Arbeit des Erinnerns. Die beiden Mädchen haben sich nur 120 Tage gekannt, dabei über Gott und die Welt geredet, über Jungen und über ihre schwierigen Familien. Jetzt merkt Linnea, wie wenig sie von Pia weiß. Sie kann den Selbstmord nicht verstehen. »Pia wollte lieber sterben, als irgendwem davon zu erzählen, und da will ich nicht darin herumwühlen.«

Zum Schluss ist Linnea bei ihrer Großmutter zum Blaubeerenessen eingeladen. »›Pia mochte Blaubeeren.‹ – ›Und jetzt, genau in diesem Augenblick, isst du sie‹, sagte Oma. Sie sagte nicht: ›Sei froh darüber!‹, aber ich fühlte plötzlich, dass ich es war. Und Pia hätte es mir gegönnt.« Das Buch sucht nach den Gründen des Selbstmords und gibt sie doch nicht preis. Das Erwachsenwerden und die unterschiedlichen Gefühle der Trauer werden dargestellt, in einer Jugendsprache, die jugendliche Leser anspricht.

Mal sehen, ob ihr mich vermisst von Christa Hömmen
Menschen in Lebensgefahr. Die Autorin arbeitet in der Berliner Krisenberatung für selbstmordgefährdete Kinder und Jugendliche. Sie erzählt von ihrer Begegnung mit Jugendlichen in einer verzweifelten Situation. Zugleich erklärt sie, wie es zu einem Selbstmordversuch kommen kann, was man hätte tun können und welche Anzeichen es gab. Sie widerlegt gängige Vorurteile über den Selbstmord. Ihr Werk ist ein Sachbuch für Jugendliche mit persönlichen Beispielen.

Um Kinder trauern

Kindertrauer und Elterntrauer sind eng miteinander verknüpft. Meist trauern beide um den gleichen Verlust, der aber für jeden etwas anderes bedeutet. Stirbt die Großmutter eines Jungen, so trauert sein Vater um seine Mutter. Verliert ein Mädchen ihren Bruder, so verlieren die Eltern ihren Sohn.

Kindliche Trauer ertragen kann nur, wer selbst zu trauern wagt. Deshalb müssen Eltern, die ihren trauernden Kindern helfen wollen, sich fragen, wie sie mit ihrem eigenen Schmerz umgehen. Wenn Eltern die eigene Verletzlichkeit verbergen wollen und aus ihrem Leben ausblenden, dann ziehen sie ihre Kinder, ohne es zu wollen, in ihre eigenen Probleme hinein. Sie bürden ihnen eine Last auf, die zu schwer für sie ist. Das folgende Beispiel zeigt, wie eng ungelöste Probleme der Eltern und Verhaltensauffälligkeiten bei Kindern zusammenhängen können.

Peters Geschichte – oder ein überlebendes Kind kann das verstorbene nicht ersetzen

Die Mutter sagt: »Er sieht genauso aus wie unser erstes Kind«

Obwohl Peter schon sieben Jahre alt ist, wurde er nicht eingeschult und besucht jetzt die Vorschule. Aber selbst dort, in einer kleinen Gruppe, wo eher spielerisch gearbeitet wird, ist Peter den Anforderungen nicht gewachsen. Er fällt so sehr auf, dass die Leiterin der Vorschule sich fragt, ob er wieder ausgeschult werden soll. Den Unterricht lässt er teilnahmslos über sich ergehen. Die Lehrerin weiß wirklich nicht, wie viel er versteht. Doch noch belastender ist für sie, dass er häufig erbricht, und zwar mitten in die Klasse hinein. Peter sieht fast immer blass und elend aus. Wegen seines schlechten Allgemeinzustandes war Peter bei mehreren Ärzten, aber sie konnten keine körperlichen Ursachen für sein Erbrechen finden. Eine Behandlung mit beruhigenden Medikamenten brachte auch keine Besserung. Deshalb schlägt der Schularzt eine psychologische Untersuchung vor.

Der erste Eindruck von Mutter und Kind

Beide Eltern sind zu einem Gespräch in meine psychologische Praxis bestellt. Doch zum vereinbarten Termin erscheint nur die Mutter mit Peter. Hand in Hand betreten sie das Zimmer und lassen sich nicht los. Mit aufgerissenen Augen sehen sie mich an. Die Mutter sagt mehrmals: »Peterle hat keine Angst!« und es klingt, als ob sie sich selbst damit beruhigen müsste.

Peter, mit denselben großen Augen, scheint durch mich hindurch zu sehen. Sein Blick wirkt traurig und seltsam leer. Erst nach einiger Zeit sieht er mich an, beginnt zu weinen und klammert sich an die Mutter. Ich versuche mit Peter Kontakt aufzunehmen. Ich rolle ihm einen Ball hin, doch er sieht weg. Mehrere Bälle lässt er teilnahmslos an sich vorbeirollen. Dann aber verändert sich sein Gesichtsausdruck. Fast schelmisch guckt er zu mir herüber und rollt den Ball zurück. Langsam löst er sich aus der Umklammerung mit der Mutter und geht zaghaft in die Ecke mit den Spielsachen.

Mein erster Eindruck von Peter ist zwiespältig. Er ist groß und kräftig wie ein Schulkind, bewegt sich aber wie ein Kleinkind. Sein Gang wirkt unbeholfen, beim Laufen streckt er die Arme vom Körper, so wie kleine Kinder es tun, wenn sie ihr Gleichgewicht halten wollen. Die Mutter will Peter folgen, doch ihr wird bedeutet, dass sie in der anderen Ecke des Zimmers bleiben soll. Peter kennt alle Spielsachen, spielt aber nicht damit, sondern benennt sie nur in kleinkindhafter Sprache, er sagt »Wuwu« statt Hund, »Tutut« statt Zug, »Tinni« statt Kind.

Als ihm ein Kasten voller Puppen, Tiere und Gegenstände zum Spiel angeboten wird, steht er hilflos davor. Er nimmt jedes Teil in die Hand, sieht es sich an, sagt manchmal den Namen und legt es wieder hin. Wirklich spielen kann er damit nicht. Erst als ich ihm vorschlage, eine schreckliche Geschichte zu bauen, wird Peter zum ersten und einzigen Male lebhaft. Er stellt den Kampf aller gegen eine Kuh dar. Die Kuh rennt einen Zwerg um, dann stößt sie mit dem Krokodil zusammen, dieses schlägt zwar zurück, wird aber zum Schluss doch umgerannt und zertrampelt. Später besiegt die Kuh nacheinander den Fuchs, die Gans, den Storch und das Schwein. Als ich Peter frage, welches Tier er selbst sein möchte, zeigt er auf das Krokodil.

Es gibt Aufgaben, die Peter leicht löst. Er ordnet Klötze nach Größen, nach Farben und nach Formen und wirkt dabei ganz aufmerksam und wach. Er geht rasch und konzentriert vor und bringt altersentsprechende Leistungen. Soll er jedoch zeichnen oder bestimmte schulische Aufgaben lösen, ist Peter schnell überfordert. Wenn er eine Aufgabe als schwierig erlebt, steht er vom Tisch auf, läuft auf seine Mutter zu, die am anderen Ende des Zimmers sitzt. Er bleibt aber unschlüssig mitten im Raum stehen, tritt von einem Bein aufs andere, schaukelt dabei mit dem Körper hin und her, so als könnte er sich nicht entscheiden. Dabei steckt er den Finger in den Mund und sondert Speichel ab.

Als Peter und seine Mutter Hand in Hand wieder fortgehen, bin ich ratlos. Dieser Junge mit der Babysprache und dem kleinkindhaften Gang hat mich manchmal mit einem ganz wachen Blick angesehen und löste ohne Schwierigkeiten Aufgaben, die ein gewisses Denkvermögen verlangen. Er wirkte einerseits schwach und unbeholfen und führte andererseits energisch den Kampf aller Tiere gegen die Kuh. Was ist mit ihm los? Ist er wirklich minderbegabt oder ist sein Entwicklungsrückstand anders zu erklären? Hierzu brauche ich von den Eltern Informationen über Peters zurückliegende Entwicklung.

Was die Eltern über sich und Peter berichten

Die Eltern heirateten früher als geplant, weil ein Kind unterwegs war. Dieses Kind – ein Junge – starb im Alter von vier Jahren an einer Blinddarmentzündung. Die Eltern machten sich schwere Vorwürfe und gaben sich die Schuld am Tode des Jungen, weil sie meinten, auf seine Krankheit nicht genug reagiert zu haben. »Wir haben sein Schreien und seine Leibschmerzen zunächst nicht ernst genommen. Noch heute könnte ich mich dafür ohrfeigen«, sagt die Mutter. Nach dem Tod des ersten Kindes wünschten die Eltern sich sehnlichst wieder einen Jungen. Als Peter ein gutes Jahr später geboren wurde, sahen die Eltern in ihm einen Ersatz für ihr erstes Kind.

Die Mutter berichtet: »Vom ersten Augenblick an erinnerte Peter uns an unser erstes Kind. Er hatte die gleichen Augen, die gleichen Haare und weinte genauso wie dieses. Wir waren mit Peter besonders vorsichtig. Wir wollten nicht, dass uns noch einmal ein Kind stirbt.« Peter wurde überängstlich behütet, er war auch oft krank und wurde dann von den Eltern aufopfernd gepflegt. Schon bei der kleinsten Erkältung wechselten sich beide mit Nachtwachen ab, und noch lange nach jeder Krankheit musste Peter zu Hause bleiben und sich schonen. Die Mutter weiß, dass ihr Verhalten ungewöhnlich ist, aber sie erklärt es so: »Peter braucht einfach mehr Hilfe und Fürsorge als andere Kinder. Er war schon immer so empfindlich und anfällig.«

Die Selbständigkeitserziehung des Jungen steckt noch völlig in den Anfängen. Bis zum Beginn der Vorschule, als Peter fast sieben Jahre alt war, wurde er noch von der Mutter an- und ausgekleidet und zur Toilette begleitet. Seinen Mittagsschlaf wollte er nur halten, wenn seine Mutter sich zu ihm ins Bett legte. Die Mutter ging auf diese Forderung ein, weil ihr der Mittagsschlaf für Peters Gesundheit wichtig schien. Sie ließ dann im Haushalt alles stehen und liegen.

Fremden gegenüber war Peter immer schüchtern. Bis vor einem halben Jahr ging er nicht ohne die Mutter nach draußen. Neuerdings spielt er vor der Haustür mit Drei- und Vierjährigen. Kontakt zu Gleichaltrigen hat er nicht.

Peter besteht darauf, dass die Mutter ihn zur Vorschule bringt. Will der Vater ihn auf dem Weg zur Arbeit mitnehmen und in der Vorschule absetzen, so weint Peter schon zu Hause so bitterlich, dass die Eltern es nicht übers Herz bringen, sich durchzusetzen. Mit der Mutter macht Peter sich dann auf den Weg. Während des ganzen Weges lässt er ihre Hand nicht los. Der Weg zur Schule verläuft nach einem bestimmten Ritual. Peter stellt jedes Mal die gleichen Fragen und die Mutter gibt jedes Mal die gleichen Antworten. So muss die Mutter ihm jeden Morgen sagen, was sie tut, während er in der Vorschule ist. Die Reihenfolge der häuslichen Arbeiten wie Bettenmachen, Spülen, Einkaufen und Kochen wird jeden Morgen aufgezählt. Ganz zum Schluss verlangt Peter, dass die

Mutter ihm in die Hand verspricht, dass sie nicht weglaufen und ihn bestimmt wieder abholen wird.

Mit solchen Schwierigkeiten hatten die Eltern nicht gerechnet. Sie wissen zwar, dass Peter im Vergleich zu anderen Kindern seines Alters »etwas zurück ist«, halten ihn aber nicht für dumm. Ständige Redensart des Vaters ist: »Der Junge kommt schon.« Außerdem erwarteten die Eltern, dass sich der Junge in der Vorschule durchsetzen würde, denn zu Hause hat er nach ihrer Ansicht die Familie in der Hand. »Alles dreht sich um ihn, und wir machen immer, was er will.« Zum Schluss frage ich die Eltern, was ihnen an ihrem Kind gefällt. Der Vater freut sich, dass Peter so einen starken Willen hat und sich so durchsetzt, auch wenn er selbst manchmal darunter zu leiden hat. Die Mutter antwortet: »Dass er so schmusig ist. Er ist mehr wie ein kleines Kind.«

Peters Verhalten in der Vorschule

Der Lehrerin fällt Peter durch seine Unselbständigkeit auf. Die Mutter bringt ihn morgens in die Klasse, zieht ihm den Mantel aus und setzt ihn auf seinen Platz. Dort bleibt er sitzen und weint leise vor sich hin, bis die Lehrerin auf ihn zugeht und ihn begrüßt. Er beruhigt sich dann langsam und lässt den Unterricht über sich ergehen. Beteiligung oder Anteilnahme zeigt er nicht, so dass sie nicht weiß, ob er dem Unterricht folgen kann. Turnstunden und Pausen bringen Peter aus der Fassung, denn er kann sich nicht allein aus- und anziehen, er erkennt seinen Mantel nicht wieder, er versteht die Spiele und Späße der anderen nicht und zieht sich ängstlich in eine Ecke zurück. Versucht die Lehrerin ihn anzusprechen, so zuckt er erschreckt zusammen. Anfassen lässt er sich nicht.

Ein bis zwei Mal pro Woche erbricht er während des Unterrichts. Es scheint, dass das Erbrechen in letzter Zeit zunimmt. Für die Lehrerin ist es besonders belastend, weil Peter mitten in die Klasse erbricht. Man hat versucht, Peter nur eine Stunde oder nur 20 Minuten am Unterricht teilnehmen zu lassen, um ihm die Belastung der Pausen zu nehmen, doch das Erbrechen hörte nicht auf. Die Mutter befürchtet vor allem, dass das Erbrechen ihren Sohn körperlich schwächen wird. Deshalb bringt sie ihm mittags belegte Brötchen mit, die Peter dann auf dem Nachhauseweg gierig verzehrt.

Weiterführende Fragen

Viele Verhaltensweisen, auch wenn sie ungewöhnlich und »falsch« erscheinen, haben einen tieferen Sinn oder waren irgendwann im Leben einmal sinnvoll. Diesen Sinn gilt es auch im Verhalten von Peter und seiner Mutter zu entdecken. Mit vielen einzelnen Fragen werden wir uns herantasten. Die Antworten auf die Fragen können aber Peter und seine Mutter nicht geben. Beide wissen nicht, warum sie sich so verhalten. Es nützt deshalb nichts, sie zu fragen.

Peter und seine Mutter sind gefangen in einem Knäuel von Ängsten, Wünschen und Erwartungen. Die Fäden zwischen ihnen haben sich verwirrt und verknotet. Wer in einem solchen Knäuel steckt, verliert den Überblick. Um ein Verhalten zu erklären, muss man Abstand nehmen, es von außen betrachten, den einzelnen verknoteten Fäden nachgehen, um sie zu entwirren. Dies soll im Folgenden versucht werden.

Wie ist Peters Entwicklungsrückstand zu erklären?

Gegen eine Minderbegabung des Jungen spricht sein wacher, manchmal auch schelmischer Blick, der anzeigt, dass er zwischenmenschliche Situationen schnell durchschaut. Auch seine guten Leistungen bei Aufgaben, die ein abstraktes logisches Denkvermögen verlangen, sprechen gegen eine Minderbegabung. Peters Begabungen werden verdeckt durch ein kleinkindhaftes Verhalten. Seine Sprache, seine Körperbewegungen und sein Spielverhalten lassen deutliche Entwicklungsrückstände erkennen. Die Mutter verstärkt durch ihre Reaktionen sein kleinkindhaftes Verhaltens und mag seine Abhängigkeit.

Warum können die Eltern Peter nicht altersentsprechend erziehen?

Der Tod ihres ersten Kindes löste bei den Eltern starke Schuldgefühle aus. Sie glaubten, durch die verspätete Einlieferung ins Krankenhaus den Tod mit verursacht zu haben. Mit ihrem zweiten Kind möchten sie alles besser machen. Sie möchten an ihm wieder gutmachen, was sie damals versäumt haben, um sich zu beweisen, dass sie doch gute Eltern sind.

Die Eltern sehen nicht Peters Bedürfnisse, sich zu entwickeln, sondern sie sehen in Peter die Möglichkeit, ihren eigenen Konflikt zu lösen, Schuld zu sühnen. Peter darf nicht groß werden. Er muss klein bleiben, soll sich behüten und beschützen lassen, damit die Eltern an ihm gut machen können, dass sie ihr erstes Kind einmal nicht behütet haben.

Warum entwickelt Peter Trennungsängste, obwohl die Mutter ihn nie verlassen hat?

Trennungsängste sind kein Merkmal von verlassenen Kindern, sondern von verunsicherten Kindern.

Trennungsangst des Kindes, das nie weiß, ob es »gemeint« ist. Peters Mutter hat sich sehr um ihn gekümmert und ihn aufopfernd umsorgt. Doch gilt die Aufmerksamkeit, die er erhält, nicht nur ihm selbst. Er wird so gepflegt, weil die Mutter sich selbst beweisen muss, dass sie eine gute Mutter ist. Peter ist nie von seiner Mutter allein gelassen worden, doch innerlich ist sie nicht nur bei ihm. Ihre Zuwendung gilt einem kleinen Kind, das sich versorgen lässt. Weil Peter dies spürt, kann er sich nicht von der Mutter trennen. Er sucht ihre körperliche Nähe, um sich zu beweisen, dass sie bei ihm ist, für ihn da ist.

Trennungsangst des unselbständigen Kindes. Peter hatte bisher nie die Möglichkeit, außerhalb von Mutters Reichweite etwas auszuprobieren und sich dabei selbst zu erfahren. Er konnte nie gegen Widerstände kämpfen, nie seine Kräfte messen. Peter lebt so in Abhängigkeit von seiner Mutter, dass er sich allein nichts zutraut. Ohne sie fühlt er sich unvollständig, hilflos und bekommt Angst. Nur mit der Mutter ist er stark, manchmal sogar stärker als sie, wenn er sie zwingt, mit ihm Mittagsschlaf zu halten oder ihn zur Schule zu bringen.

Trennungangst als Schutz vor unterdrückten aggressiven Impulsen. Die Angst vor der Trennung kann auch eine Angst vor Aggressionen sein, die man sich nicht eingestehen darf. Jedes Kind hat seinen Eltern gegenüber zwiespältige Gefühle, das heißt, es liebt sie und lehnt sie gleichzeitig ab. Auch wenn Kinder ihre Eltern mögen, sind sie manchmal sehr wütend auf sie. Das gehört dazu. Wenn sie diese Wut aber nicht zeigen dürfen, weil sie befürchten, dadurch die Liebe der Eltern zu verlieren, müssen sie sie »verdrängen«.

Verdrängte Gefühle sind aber nicht überwunden, nur weggeschoben und kommen irgendwie wieder zum Vorschein. So kann es geschehen, dass ein Kind, das seine aggressiven Gefühle nicht sehen darf, diese auf die Außenwelt verschiebt. Sie erscheinen ihm dann als eine Gefahr, die den Eltern droht. Es klammert sich an die Eltern, um sicher zu sein, dass ihnen nichts passiert. »Große Angst entsteht beim Kind, wenn es nicht nahe genug bei der Mutter bleibt, um sich zu vergewissern, dass seine feindseligen Wünsche ihr gegenüber nicht Wahrheit werden.« (Blackham 1971:229)

Trennungsangst des Kindes als Angst der Mutter. Angst ist ansteckend. Sowohl Peter als auch seine Mutter haben Angst vor der Trennung, weil jeder den anderen zur Bewältigung seines Lebens braucht. Sie klammern sich aneinander, und ihr Verhalten schaukelt sich wechselseitig hoch.

Dass die Mutter Peters Angst nicht wahrhaben will und immer wieder sagt: »Peterle hat keine Angst!«, hilft dem Jungen nicht. Denn die Mutter verrät durch ihre Stimme und ihren Blick, was sie wirklich fühlt. Dadurch wird Peter beeinflusst.

Warum ist Peter so häufig krank?

Peter ist bisher von großen schwerwiegenden Krankheiten verschont geblieben. Er hat auch noch keine Kinderkrankheiten gehabt, und dennoch berichten die Eltern, dass er ständig krank ist. Eine Erkältung folgt der anderen. Doch die Ärzte können keinen Grund finden. Infekte, die andere Kinder in einigen Tagen überwinden, können bei Peter Wochen dauern. Erstaunlich ist auch, wie Peters Krankheiten in der Familie erlebt und behandelt werden. Schon bei der kleinsten Erkältung lösen die Eltern sich mit Nachtwachen ab, und nach einer überwundenen Krankheit muss Peter noch lange im Bett bleiben.

Der Umgang mit Peters Krankheit deutet darauf hin, dass sie eine große Bedeutung für das Zusammenleben aller Familienmitglieder hat. Für die Mutter ist Peters Krankheit wichtig, ja sogar notwendig, um sich als gute Mutter zu erleben. Nur wenn er krank ist und sie alles für ihn tun kann, kann sie sich auch selbst bejahen und für kurze Zeit ihre Selbstzweifel überwinden. Doch sobald er gesund wird und ihre Fürsorge nicht mehr gebraucht wird, sind auch ihre Selbstzweifel wieder da.

Peter weiß nicht, was er kann, oder auch nur, was er gerne tut. Er hat keine Erfahrung im Umgang mit Gleichaltrigen. Nur die Rolle des kleinen kranken Kindes, in die er von seinen Eltern gedrängt wird, beherrscht er. Bei Peter, so kann man behaupten, wird die Frage nach seiner Person: »Wer bin ich?« reduziert auf die Frage: »Welche Krankheit habe ich?«

Außerdem kann die Krankheit eines Kindes die gesamte Familie »entlasten«. Alle Aufmerksamkeit gilt dem kranken Kind. Indem die Eltern auf dieses schauen, brauchen sie sich nicht selbst anzuschauen. Eigene Ängste, Schuldgefühle oder etwa Probleme in der Partnerschaft treten in den Hintergrund. Die Sorge um das kranke Kind kann auch die Eltern wieder stärker aneinander binden.

Schließlich gibt es noch eine ganz einfache Erklärung für Peters häufige Krankheiten. Ein überbehütetes Kind, das fast nie draußen spielen darf und sich nicht abhärten kann, wird weniger Abwehrkräfte entwickeln als andere Kinder und neigt deshalb eher dazu, krank zu werden.

Wie ist Peters Erbrechen zu erklären?

Peters Erbrechen beginnt mit dem Besuch der Vorschule und findet nur dort statt. Es ist ganz anders zu bewerten als die häufigen Infekte, bei denen Peter im Bett bleibt und sich pflegen lässt. Erbrechen ist zunächst ein alterstypisches Symptom. Bei Vorschulkindern ist es oft eine Antwort auf eine schwierige Situation. Peters Erbrechen sollte als Protest verstanden werden. Er ist den Anforderungen der Vorschule nicht gewachsen, fühlt sich überfordert und wehrt sich dagegen. Es scheint Aggression hinter seinem Erbrechen zu stecken. Denn er erbricht nicht heimlich und leise in die Toilette, sondern laut und für alle sichtbar mitten in die Klasse hinein, so dass die Lehrerin es wegwischen muss.

Die Aggression betrifft auch seine Situation in der Familie. Mit dem Erbrechen kann er die Mutter, deren Lebensinhalt sein körperliches Wohlergehen ist, sehr treffen. Er kann sie verletzen und ist doch gleichzeitig sicher, dass sie ihn nicht verlassen wird, sondern sich noch intensiver um ihn kümmern wird.

Obwohl Peters Erbrechen für alle belastend ist, handelt es sich aus psychologischer Sicht um ein gutes Zeichen. Der Junge, der sich bisher stets den Rollenerwartungen seiner Eltern angepasst hat, hat nun einen eigenen Ausdruck für seine Probleme gefunden. Hinter dem Erbrechen steckt Peters ganze Wut, aber auch seine Stärke. Mit seinem Erbrechen zwingt er die Umgebung, etwas zu ändern. Schließlich hat nur das Erbrechen und keine seiner anderen Auffälligkeiten ihn in die psychologische Beratungsstelle gebracht.

Ist den Eltern aus ihrem Verhalten ein Vorwurf zu machen?

Wenn ein Kind Verhaltensauffälligkeiten zeigt, wird oft gefragt, ob die Eltern daran Schuld trügen. Doch ist »Schuld« das falsche Wort für das komplizierte und schwierige Miteinander von Eltern und Kind. Von Schuld kann nur gesprochen werden, wenn ein bewusstes Fehlverhalten vorliegt. Peters Eltern wollen nur das Beste für ihr Kind. Sie opfern sich für ihn auf. Dennoch wird Peter in seiner Entwicklung beeinträchtigt. Es wäre besser, von der »Not« der Eltern zu sprechen. Was die Mutter tut, ist für sie selbst lebensnotwendig, ist die einzige Möglichkeit, die sie finden konnte, um mit ihren eigenen Schuldgefühlen fertig zu werden.

Dass ungelöste Konflikte aus der Vergangenheit der Eltern den heutigen Umgang mit ihrem Kind erschweren, bezeichnet die Familientherapeutin Virginia Satir als »Vergiftete Schatten der Vergangenheit« (1980:249). Der nicht verarbeitete Tod ihres ersten Kindes fällt wie ein Schatten auf den Kontakt zu ihrem zweiten Kind. Mit einem übermenschlichen Einsatz für Peter soll der Tod des ersten Kindes gesühnt werden. Doch tragischerweise bewirkt dies, dass auch das zweite Kind nicht lebensfähig wird. Durch die Haltung der Mutter kann und darf Peter sich nicht entwickeln und wird dadurch unfähig, so zu leben, wie es seinem Alter und seinen eigenen Wünschen entspricht.

Hilfen für Peter: Entlasten, Trennen, Nachreifen

Peter musste aus der Überforderungssituation der Vorschule herausgenommen werden. Er kam in einen heilpädagogischen Kindergarten, in dem er in kleinen Schritten lernte, sich von der Mutter zu lösen, selbständiger zu werden und Kontakt mit Gleichaltrigen aufzunehmen. Erst besuchte er den Kindergarten vormittags, später ganztags. In einer Spieltherapie konnte er sich mit seinen Aggressionen auseinander setzen und sich selbst als ein Kind erfahren, das etwas bewirken kann.

Peters Therapeutin beriet auch die Eltern in ihrem Umgang mit dem Kind. Nach einem Jahr wurde er wieder in die Vorschule aufgenommen. Er war jetzt innerlich gereifter, interessierte sich für seine Umwelt und nahm die Lernangebote der Vorschule an. Mit acht Jahren wurde er eingeschult. Die erste Zeit in der Schule verlief ohne Störungen. Über die weitere Entwicklung des Jungen liegen keine Unterlagen vor.

Hilfen für die Mutter: Die Trauer nicht mehr zudecken

Der Tod eines Kindes ist der plötzliche und unkorrigierbare Abbruch eines gemeinsamen Lebens. Nichts kann mehr rückgängig gemacht werden. Eigene Unzulänglichkeiten und Versäumnisse sind schwer zu ertragen. Ein häufiger Mechanismus, um damit fertig zu werden, ist die Flucht in die Aktivität. Wer etwas tun kann, fühlt sich nicht so ausgeliefert.

Doch die Aktivität kann nicht heilen. Sieben Jahre aufopfernde Fürsorge für Peter haben Peters Mutter nicht gereicht, um eine halbe Stunde, vielleicht einen halben Tag mangelnder Fürsorge für ihr erstes Kind wieder gut zu machen. Auch wenn sie Peter noch jahrelang pflegt und sich selbst bis zur Erschöpfung aufopfert, wird sie dadurch nicht von ihren Schuldgefühlen befreit. Der Lösungsweg, den Peters Mutter bisher für ihr Problem gesucht hat, führt in eine Sackgasse. Peter kann sie nicht von ihren Schuldgefühlen und ihrer Trauer lossprechen. Er kann nicht ungeschehen machen, was damals passiert ist. Die Mutter darf ihr Problem nicht an den Sohn weiterreichen, sondern muss sich ihm stellen.

Ihre Trauer darf nicht mit Aktivität zugedeckt werden. Nicht Aktivität ist nötig, sondern Innehalten, nicht Zudecken, sondern Hinschauen. Im therapeutischen Gespräch kann die Mutter über ihr totes Kind, ihre eigenen Unzulänglichkeiten, ihre eigenen Grenzen sprechen und darf darüber trauern. Sie kann sich von einigen irrationalen Schuldgefühlen befreien und lernt, sich und ihr Schicksal anzunehmen.

Berühmte Ersatzkinder:

Von einem Ersatzkind spricht man, wenn Eltern den Tod eines Kindes nicht betrauern können und die Lücke, die durch den Tod entstanden ist, mit einem andern Kind »füllen«. Das Ersatzkind steht zwischen den Eltern und der Anerkennung des Todes – mit allen damit verknüpften Gefühlen.

Mathias Hirsch (1997) untersucht die Lebensgeschichten berühmter Ersatzkinder. Die Maler Vincent van Gogh und Salvatore Dali und der Troja-Forscher Heinrich Schliemann wurden alle nach dem Tod eines Bruders geboren und erhielten den Namen des Verstorbenen. Der Schriftsteller Hans Henny Jahnn, den seine Eltern auch als Ersatzkind behandelten, hat in seiner Phantasie dem toten Bruder immer seinen eigenen Namen gegeben.

Jeder der Genannten, so wird berichtet, hat als Kind auf dem Friedhof den eigenen Namen auf einem Grabstein entdeckt. Jeder wurde von den Eltern mit dem Verstorbenen verglichen. Hans Henny Jahnn schreibt: »Mein Blut ging in mir um, und ich wusste, dass es nicht mein Blut war, dass nichts mir gehörte, sondern alles dem, der da begraben lag [. . .]. Damals wusste ich [. . .], dass ich sein sollte, was er war, und ich erkannte, dass seine lachende Seele an einen hässlichen, einen widerlichen, entstellten Leib geraten war.« Um sich gegen die elterliche Zuschreibung zu wehren, konnte das eigene Schaffen als Schriftsteller helfen. Die beiden Maler versuchten, durch ihren unverwechselbaren Stil ihre Einmaligkeit zu beweisen. Sie machten nicht nur durch ihre Werke, sondern auch durch ihren Lebensstil auf sich aufmerksam.

Eltern überleben ihr Kind

»Bedenkt: den eignen Tod, den stirbt man nur.
Doch mit dem Tod der andern muß man leben . . .«
(Mascha Kaléko)

Wie schwer muss es sein, mit dem Tod des eigenen Kindes zu leben, denn dieser Tod erscheint unnatürlich. Der normale Lauf des Lebens stimmt nicht mehr, da das Kind vor seinen Eltern stirbt. Harriet Schiff, die selbst ein Kind verloren hat, sagt: »Wir, die Eltern des Kindes haben offenbar ein Naturgesetz übertreten: Wir haben unser Kind überlebt.« (1986:15) Der Verlust eines Kindes ist einer der schwersten, der Menschen überhaupt treffen kann. Nicht nur, weil er gegen die Natur zu sein scheint, sondern auch, weil mit dem Tod des Kindes alle Erwartung, alle Zukunftsträume, ja, »die eigene Unsterblichkeit« (Schiff 1986:37) verloren geht. Die Eltern müssen ihr Kind hergeben und verlieren so die Möglichkeit, in ihm weiterzuleben.

Hinzu kommt leicht ein Gefühl von Ohnmacht, Versagen und Schuld. Die wichtigste Aufgabe für Eltern ist es, ihre Kinder zu schützen. Aber gerade dies vermochten sie nicht. Deshalb verwundet kein Verlust so sehr wie der Tod des eigenen Kindes. Er scheint so sinnlos zu sein. In einer amerikanischen Zeitung (Detroit News, 28. Januar 1977) sagt ein Vater sinngemäß: Das Wort »Trauer« ist viel zu schwach, um meinen Schmerz zu beschreiben. Es ist ein Alptraum. Es ist schlimmer als alles, was man sich vorstellen kann. Ein anderer Vater stellt fest, dass die Trauer kein Ende hat. Als er gefragt wird, wann sein Sohn gestorben ist, sagt er: »Vor zwanzig Jahren – und gestern.«

Belastungen für die Partnerschaft

Unter so viel Trauer leidet auch die Partnerschaft. Obwohl beide Eltern denselben Schmerz, dieselbe Hilflosigkeit und Erschütterung erleben, können sie sich nicht gegenseitig trösten. Mehreren Untersuchungen ist zu entnehmen, dass es bei 90% der Partner nach dem Tod ihres Kindes zu Eheschwierigkeiten kommt. Diese führen bei 70% aller Paare zu Trennung und Scheidung (Grollman 1991:74; Schwerin 1995:32). Dafür gibt es unterschiedliche Gründe.

Sprachlosigkeit. Der Tod eines Kindes kann die Eltern so treffen, dass es ihnen schwer fällt, darüber zu reden. Sie wagen nicht, daran zu rühren, haben vielleicht auch Angst, dabei zusammenzubrechen. Vielleicht wollen sie auch ihren Partner nicht belasten. So bleibt das Gespräch aus. Beide umgeben sich mit einem Schutzwall aus Schweigen und banalen Gesprächen. Ehepaare, die längere Zeit nach dem Tod ihres Kindes befragt wurden, sprachen während des Interviews zum ersten Mal gemeinsam über ihr Kind. Wenn nicht mehr über das, was die Eltern am meisten berührt, geredet werden kann, ist die Gefahr des Auseinanderlebens groß.

Hilfesuche, die überfordert. Beide Elternteile sind voller Schmerz und mit quälenden Gedanken belastet. Hilfe suchend wenden sie sich an ihren Partner und übersehen dabei, dass dieser selbst von Kummer gelähmt nicht helfen kann. Keiner kann den anderen auffangen, weil er selber aufgefangen werden muss. Enttäuschung macht sich breit, auch Wut und Schuldzuweisung. Diese Gefühle stehen zwischen den Partnern und versperren den Zugang zueinander. »Zwei Menschen, die gleiches Leid zu tragen haben, können einander nicht trösten [. . .]. Man erwartet zu viel vom Partner und man bekommt zu wenig.« (Schiff 1986:20)

Gemeinsame Trauer gelingt nicht immer. Der Ausspruch »Geteilte Freude ist doppelte Freude, geteiltes Leid ist halbes Leid« stimmt nicht immer. Gerade Ehepartner, die den gleichen Verlust erlitten haben, können oft nicht gemeinsam trauern. »Uns beiden fiel es schwer zu begreifen und zu akzeptieren, dass wir bei aller Verbundenheit auch je eigene Formen des Abschiednehmens und Trauerns hatten. Ausdrucksformen, die für den anderen befremdlich, ja sogar erschreckend sein konnten.« (Michel 1995:16)

In einer Zeit, in der jeder mit den eigenen Gefühlen nicht zurechtkommt, sind die intensiven Gefühle des Partners einfach zu viel, zu nahe. Jeder befürchtet herabgezogen zu werden, im gemeinsamen Schmerz unterzugehen. Die Trauer des Partners steigert die eigene Traurigkeit, tut weh. Die Gefühlsausbrüche des Partners gefährden das mühsam aufrechterhaltene eigene Gleichgewicht, machen Angst.

Auch wenn die Gefühle und Verhaltensweisen des Partners verstanden und anerkannt werden, können sie doch verletzen oder Angst machen. »Und obwohl ich Egons Bedürfnis verstand, eigene Schritte zu tun, auch Schritte weg von mir, verletzte er mich damit, und ich nahm es ihm übel.« (Michel 1995:15)

Harriet Schiff (1986:72/73) berichtet, dass sie und ihr Mann sich unterstützen konnten, solange ihr Sohn lebte. Obwohl er an einer lebensbedrohenden Krankheit litt, war immer ein Partner da, der trösten und stärken konnte und Zuversicht verbreitete, während der andere Partner verzweifelte. Doch als der Sohn starb, fielen beide in eine Leere. Sie konnten sich nicht mehr stützen. Wenn sie einander die Herzen ausschütteten, sanken sie immer tiefer in ihre Trauer und machten sich insgeheim gegenseitig dafür verantwortlich. Spannungen entstanden, bis sie Hilfe von außen in Anspruch nahmen. Nun konnten sie die Erwartungen aneinander verringern, Trost auch bei Fremden suchen und dennoch miteinander im Gespräch bleiben. Ehepartner müssen einzeln trauern, um als Paar zusammen bleiben zu können.

Gegenseitige Schuldzuweisung. Wenn ein alter Mensch nach einem erfüllten Leben stirbt oder wenn ein leidender Mensch von seinen Schmerzen erlöst wird, ist der Tod zu ertragen, auch wenn er schmerzt. Doch wenn ein Kind stirbt, vielleicht sogar ein ganz gesunder Säugling, ist es für die Eltern schwer zu verstehen. Der Tod scheint so sinnlos zu sein. Deshalb suchen Eltern nach Gründen, um das Unfassbare begreifen zu können. Sie fragen sich: »Hätten wir den Tod verhindern können?« – »Haben wir genügend aufgepasst?« – »Hätten wir den Arzt eher rufen müssen?« Diese »Wir-Sätze« können leicht umkippen in »Du-Sätze«, sie können zu Anschuldigungen werden, mit denen die Partner sich gegenseitig für den Tod des Kindes verantwortlich machen. »Der Grund dafür, dass der eine so vorwurfsvoll seinen Zeigefinger hebt, liegt darin, dass er sich so verzweifelt danach sehnt, dass er eine Antwort auf sein ›Warum?‹ bekommt.« (Schiff 1986:78/79)

Doch es gibt keine Antwort auf das »Warum?«, und jede Schuldzuweisung zerstört die Partnerschaft. Glaubt ein Partner, der andere habe den Tod des eigenen Kindes verschuldet, kann er ihn nicht mehr achten, nicht mehr lieben. Der Elternteil, den der Vorwurf trifft und der sich vielleicht insgeheim für den Tod des Kindes verantwortlich fühlt, ist so belastet, dass er sich seines Lebens nicht mehr freuen kann, nicht mehr normal mit seinem Partner umgehen kann.

Gegenseitige Schuldzuweisungen sind zerstörerisch. Um die Partnerschaft zu erhalten, ist es oft nötig, fremde Hilfe in Anspruch zu nehmen. Eltern dürfen nicht, auch nicht aus Verzweiflung, den Partner allein für etwas verantwortlich machen, was sie beide nicht verhindern konnten.

Das Gefühl, unter einem schlechten Stern zu stehen. Allein hatte jeder der Partner für sich ein einigermaßen problemloses Leben geführt, aber nun im gemeinsamen Leben gibt es so viel Leid. Der Tod des Kindes, die nachfolgenden Auseinandersetzungen und Zerwürfnisse können das Gefühl erzeugen, dass das gemeinsame Leben nicht glückt. Dann glaubt das Paar, seine Ehe stehe

»unter einem schlechten Stern« und bringe nur Unheil und Unglück. Dieses Gefühl zerstört die Gemeinsamkeit und die Hoffnung auf glücklichere Zeiten. Mit diesem Gefühl lohnt es sich nicht, sich für den Fortbestand der Ehe einzusetzen.

Finanzielle Probleme. Eine Beerdigung kostet viel Geld. War das Kind vorher krank und waren besondere therapeutische Maßnahmen nötig, steht das Ehepaar nach dem Tod des Kindes vielleicht mit einem Berg von Schulden da. Solange das Kind lebte, war jeder Einsatz sinnvoll, der nur einen Funken Hoffnung brachte, jedes Opfer war gerechtfertigt. Nun ist das Kind tot, alle Hoffnungen sind dahin, die Eltern sind am Rande ihrer Kraft und die finanziellen Belastungen sind erdrückend.

Unterschiedliche sexuelle Bedürfnisse. Nach dem Tod ihres Sohnes fragt Helga Ide (1992:72) provozierend: »Trauert die Libido auch?« Auf diese Frage findet sie weder in Selbsthilfegruppen noch in der Literatur eine Antwort. Die Frage scheint tabu zu sein, fast unanständig. Doch in ganz persönlichen Einzelgesprächen hat Helga Ide erfahren, dass es bei fast allen verwaisten Eltern durch die Trauer zu einer Veränderung des Sexualverhaltens kommt.

Manche trauernde Eltern lehnen Sexualität völlig ab. Sie reagieren mit Entsetzen auf sexuelle Bedürfnisse und empfinden sie als unanständig oder als Verrat an ihrem toten Kind. Andere Eltern suchen Trost und Zuspruch in der Sexualität. Bei anderen Eltern erwachen plötzlich heftige sexuelle Bedürfnisse, und sie wissen nicht, wie sie damit umgehen sollen.

Sind die Bedürfnisse von zwei Ehepartnern entgegengesetzt und ist ein Gespräch zwischen ihnen nicht möglich, kommt es leicht zu Missverständnissen und zu Anschuldigungen. So entsteht eine Kluft zwischen ihnen, die schwer zu überbrücken ist.

Väter und Mütter trauern anders. Väter und Mütter trauern anders und bekommen auch andere Unterstützung durch die Umgebung. Trauernde Mütter werden in den Arm genommen, dürfen weinen, finden meist eine Freundin, die mit ihnen weint. Trauernden Vätern fehlen oft so intime Freunde, bei denen sie sich »gehen lassen« können. Ihnen wird mit Verunsicherung und Abstand begegnet. Zu viel Gefühlsäußerungen sind den Vätern oft selbst und auch den Freunden und Bekannten unangenehm. Deshalb wird von Männern eher »Haltung« verlangt. »Mich umgaben Schonung und Trost. Für meinen Mann dagegen hieß es: Es gibt halt Dinge, die man aushalten muss.« (Schiff, 1986:40)

Väter haben schon als Kinder gelernt, dass sie nicht weinen dürfen und Schmerzen aushalten müssen, ohne zu klagen. »Jungen weinen nicht!« oder: »Indianer fühlen keinen Schmerz!« Mit diesen tief sitzenden Rollenerwartungen und durch ihre Arbeitssituation, in der sie »ihren Mann stehen müssen«, können sie es sich nicht erlauben, ihre Trauer zu zeigen. Einem trauernden, gar einem weinenden Mann wird mit Unverständnis, manchmal sogar mit Verachtung begegnet.

Oft fühlen sich Väter darüber hinaus für das Wohlergehen ihrer Frauen mitverantwortlich. Wenn die Frau in ihrer Trauer zu versinken droht, glaubt ihr Mann, nüchtern und sachlich reagieren zu müssen. Sie wollen für ihre Frau »stark sein«, auch wenn sie sich innerlich schwach und elend fühlen. »Es hilft nichts, wenn wir beide zusammenbrechen.« So sind Väter doppelt belastet, mit ihrer eigenen Trauer, die keinen Ausdruck findet, mit der Trauer ihrer Frau, die sie verunsichert und die sie glauben auffangen zu müssen.

Manche Väter unterdrücken ihre eigene Trauer, um ihrer Frau die Trauer zu gönnen und um gleichzeitig die Normalität zu wahren. Von außen betrachtet sieht es dann so aus, als ob Väter weniger unter dem Verlust litten. Manchmal wird ihnen Gleichgültigkeit oder Kälte vorgeworfen. Wenn es den Männern gelingt, sich von den konventionellen Rollenerwartungen zu befreien, und wenn sie sich zu weinen erlauben, gewinnen sie etwas für sich und ihre Umgebung.

Ein Vater bekennt in einer Selbsthilfegruppe für verwaiste Eltern, wie sehr ihn das Weinen entlastet. »Und wenn ich ganz in der Trauer versinke, werde ich mich leichter weinen, damit ich wieder auftauchen kann.« In dem Buch »Du fehlst mir, du fehlst mir!« erlebt die vierzehnjährige Tina, wie ihr Vater Albert über den Tod ihrer Schwester weint. »Dass Albert weinen konnte! Und dass er es tat! Das war der größte Trost, den Tina in diesem Augenblick bekommen konnte, denn gleichzeitig durchströmte sie die Einsicht, dass die Fähigkeit, seine Gefühle einzusperren, kein Beweis von Stärke ist.« (Pohl u. Gieth 1994:90)

Einsame Trauer nach dem Tod eines behinderten Kindes

Sie sagen:
Das wird schon wieder . . .
und
Du bist ja noch jung!
Sie sagen:
Du schaffst das schon!
und auch
Das Leben geht
doch weiter!

Du kannst doch
neue Kinder haben
sagen sie . . .
doch ich
ich sage euch

- warum versteht ihr nicht -
Ich will kein neues.
Will nur dieses eine.
Dieses eine Kind
will ich zurück!

Dieses Gedicht von Monja Kallus ist in einem Sammelband veröffentlicht, den Mechthild Voss-Eiser zusammengestellt hat. Monja Kallus' Sohn starb im Alter von 15 Monaten. Die Mutter fühlte sich in ihrer Trauer nicht verstanden und verlassen. Der gut gemeinte Zuspruch ihrer Umwelt schmerzte sie nur. Das Leid von Eltern, die ein Kind verloren haben, ist so unermesslich, so schwer mitteilbar, dass sie sich häufig allein gelassen fühlen.

Eltern, die den Verlust eines behinderten Kindes betrauern, haben es noch schwerer, die Anteilnahme zu finden, die sie brauchen. Auch Trauer nach dem Abbruch einer Schwangerschaft wird von anderen kaum verstanden. Eltern erhalten keine Unterstützung, finden keinen Trost für ihren Schmerz. Sie wagen nicht, ihre Gefühle zu zeigen, weil die Umgebung sie nicht versteht, ja, ihnen sogar mit Ablehnung begegnet. Hier werden zwei Situationen von Trauer beschrieben, die meist verschwiegen und auch in der Fachliteratur nur selten erwähnt werden.

Das Kind: Andreas, ein auf schwerste Weise mehrfach behindertes Kind, war zweieinhalb Jahre alt, als er starb. Er wurde gesund geboren und entwickelte sich in den ersten Lebenswochen gut. Dann bekam er eine Hirnhautentzündung. Als er vier Wochen alt war, fand seine Mutter ihn morgens wie tot in seinem Bett. Die Ärzte kämpften um sein Leben und retteten es. Doch die Krankheit hinterließ ihre Spuren. Andreas hatte seitdem ein vermindertes Hirnwachstum, war geistig behindert und litt an epileptischen Anfällen. Er konnte weder sehen noch sich bewegen, denn er war blind und querschnittsgelähmt.

Andreas musste mit der Sonde ernährt werden, weil er nicht saugen und nicht schlucken konnte und kein Hungergefühl zeigte. Das Entleeren der Blase gelang nur mit gymnastischen Übungen. Durch eine zentrale Temperaturregelungsstörung konnte der Junge seine Körpertemperatur nicht halten und neigte häufig zu Untertemperaturen. So musste er auch im Sommer dick verpackt werden und eine Wärmflasche im Kinderwagen haben. Andreas zeigte kaum Reaktionen auf seine Umgebung. Er hatte fast immer die Augen geschlossen und schlief meistens. Nur manchmal, während eines epileptischen Anfalls, weinte er.

Für Außenstehende, also Menschen, die Andreas nicht kannten, gab er nichts her. Doch für seine Mutter und ihre Freunde gehörte er dazu. Sie sprachen mit Andreas und versuchten immer wieder, mit ihm in Kontakt zu kommen, ihm eine Reaktion zu entlocken. Die Freunde riefen ihn, machten seltsame Geräusche, schaukelten oder streichelten ihn, stupsten sein Kinn und seine Nase. Nur über das Gehör und über den Tastsinn war Andreas ansprechbar. Doch auch hier ließ er sich lange bitten. Man musste sich viel einfallen lassen, um ihn zu erreichen. Wenn er dann endlich die Augen öffnete, war es ein großes Ereignis. Obwohl er dabei niemanden ansah, waren alle froh und zufrieden.

Die Mutter: Für die Mutter wurde Andreas zum Zentrum ihres Lebens. Ihr Mann verließ sie, weil er die Schwere der Belastung nicht ertragen konnte. Sie hatte ihre Arbeit aufgegeben, ihr Freundeskreis wurde immer kleiner. Sie vermisste den Austausch mit anderen Erwachsenen. So blieb sie allein mit den vielen zusätzlichen Aufgaben, die die Pflege von Andreas erforderlich machte, mit der stets angespannten Wachsamkeit um seine Gesundheit und mit der Sorge um ihn.

Sie wünschte herauszukommen, Kontakte zu anderen Erwachsenen zu knüpfen und Freundschaften zu schließen. Doch Andreas erforderte einfach viel Zeit und Kraft. Plötzlich hereinbrechende akute Erkrankungen des Kindes durchkreuzten immer wieder lange vorher geplante eigene Aktivitäten der Mutter. Durch all diese Erschwernisse wurde das Band zwischen Mutter und Kind immer enger geknüpft.

Sie erfüllte ihn mit Leben. Wo seine Mutter auch hinging, nahm sie den Jungen mit und bezog ihn immer so in das Geschehen ein, dass er dazugehörte, beinahe teilnahm, obwohl er selbst nicht reagierte. Sie richtete es bei ihren Besuchen so ein, dass wir selten über den Jungen, sondern mit dem Jungen sprachen, ihm erzählten, wie er gewachsen war, seine Hautfarbe lobten, ihm aber auch unsere Sorgen mitteilten, wenn er schlecht aussah. Seiner Mutter gelang es, Andreas mit Leben zu füllen, und ihr liebevoller Umgang mit ihm machte ihn für uns liebenswert.

Sie kannte Andreas. Andreas' Äußerungen, seine kleinen Signale, von Außenstehenden nicht bemerkt, konnte die Mutter deuten. So konnte sie bei ihrem Sohn »verschiedene Schnuten« unterscheiden und wusste durch kleine Veränderungen der Mundstellung, ob Andreas ein Spiel, eine Übung oder ein Lied gefiel. Sie verstand ihn und konnte so auf ihn eingehen.

Andreas veränderte die Mutter. Die Mutter gab viel, doch sie erhielt auch etwas, denn Andreas weckte in ihr ganz neue Seiten. Durch die Schwäche des Kindes wuchsen ihr Kräfte, die sie vorher nicht kannte. Vorher war sie immer scheu und zurückhaltend und gab klein bei. Durch Andreas lernte sie, Forderungen zu stellen, wenn es um die medizinische Versorgung ging oder um die Anschaffung von Hilfsmitteln. Sie erfuhr, dass sie sich gegenüber Ämtern und Behörden durchsetzen konnte. So hatte das so schwache Kind seine Mutter stark gemacht. Andreas weckte in seiner Mutter nicht nur Stärke, sondern auch Fürsorge und Hingabe, und sie lernte bedingungslos lieben.

Trauer, die keiner will

Durch den Tod von Andreas hat seine Mutter sehr viel verloren. Wer viel gibt, verliert auch viel. Gerade ein mehrfach schwerstbehindertes Kind, das seine Mutter so intensiv beschäftigt hat, hinterlässt eine große Lücke.

Die tiefe Trauer der Mutter löste in ihrer Umgebung Unbehagen aus. Für Außenstehende ist es kaum vorstellbar, dass einem mehrfach behinderten Kind so nachgetrauert wird. Menschen, die die innige Beziehung zwischen Andreas und seiner Mutter nicht kannten, meinten: »Es ist gut, dass er gestorben ist. Sein Leben war für ihn selbst und für seine Umgebung eine Belastung.« Andere wollten die Mutter trösten, indem sie sagten: »Es ist doch besser für das Kind« – ohne zu fragen, wie es der Mutter ging.

Der Mutter riet man, schnell in den Alltag zurückzukehren, wieder zu arbeiten, um auf andere Gedanken zu kommen. Sie sollte das Kinderzimmer ausräumen und alle Spuren verwischen. Weil sie nicht länger durch Pflichten gebunden war, sollte sie ihr Leben genießen und all das nachholen, was sie versäumt hatte.

Doch sie kann das Leben nicht genießen. Sie weiß nicht mehr, wie es geht. In den letzten zweieinhalb Jahren war ihr Kind ihr Lebensinhalt. Im Beschäftigtsein mit ihm hat sie sich selbst zu wenig beachtet. Nun muss sie sich wieder fragen, wer sie selbst ist, welchen tragenden Grund ihr Leben jetzt hat. Sie droht in ein Loch zu fallen.

Sie lebt noch mit ihrem Kind, mit der Erinnerung an ihn und stößt auf Abwehr. Sie merkt, dass ihr Bedürfnis, über Andreas zu sprechen, ihre Umgebung stört. Schnell wird das Thema gewechselt, von Andreas abgelenkt. Vor allem Familien mit kleinen Kindern hören es nicht gern, weil dann deutlich wird, dass auch kleine Kinder sterben können. Und andere können nicht verstehen, dass »um so ein Kind« überhaupt getrauert wird. So bleibt die Mutter wieder allein mit ihrer nicht akzeptierten Trauer. Andreas' Tod macht sie noch einsamer als sein Leben.

Die Mutter kann nicht einfach zurückkehren in ihr früheres Leben oder Andreas' Leben wegwischen wie einen schlechten Traum. Sie muss erst damit fertig werden. Fragen lassen sie nicht in Ruhe, Fragen, die niemand hören will und die sie nicht laut zu stellen wagt. Hat er gelitten? War er zufrieden? War sein Leben lebenswert? War ich geduldig genug? Konnte ich ihm geben, was er brauchte?

Sie geht zurück zur Therapeutin ihres Kindes, um mit jemandem zu sprechen, der Andreas gekannt und gemocht hat. Hier darf sie an ihn denken, über ihn reden, Erinnerungen wachrufen. Sie kann gegen das Vergessen ankämpfen und gleichzeitig von ihm Abschied nehmen.

Sie erhält auch Raum für ihre Gefühle, kann über die verschiedenen Ausdrucksweisen ihrer Trauer sprechen und sie annehmen. Dadurch erscheint ihr das eigene Verhalten nicht mehr so fremd und ungewöhnlich. Sie kann sich selbst wieder finden, bereichert um das kurze Leben mit Andreas. Mit seinem Foto in der Handtasche und ihrer neu gewonnenen Stärke, einem Geschenk ihres Sohnes, wird sie ihr Leben neu wagen.

Wenn aus »Wunschkindern« unerwünschte Kindern werden

Schwanger sein heißt »guter Hoffnung sein« und »Hoffen« heißt die Möglichkeit des Guten erwarten.
(Sören Kierkegaard)

Doch wie ist es, wenn das Gute sich nicht einstellt, wenn das erwartete Kind nicht so ist, wie die Eltern es gewünscht haben?

Fakten zur vorgeburtlichen Diagnostik:

- Jährlich werden in Deutschland 40000 bis 60000 Fruchtwasseruntersuchungen durchgeführt, um die Behinderung eines Kindes schon im Mutterleib zu erkennen.

- Zeigt die Untersuchung keinen Befund, ist das keine Garantie für ein gesundes Kind. Nur 3% bis 5% aller Behinderungen bei Kindern sind genetisch bedingt und nur ein Bruchteil davon sind schon während der Schwangerschaft zu erkennen.
- Die Gefahr, ein gesundes Kind bei der Fruchtwasseruntersuchung zu verlieren, ist statistisch höher (0,5% bis 1%) als das Risiko, ein Kind mit Down-Syndrom zu gebären (0,1% bis 0,3%, bei Frauen ab 40 Jahren 1%).
- Durch die vorgeburtliche Diagnostik verändert sich die Schwangerschaftserfahrung. Frauen, die sich dafür entscheiden, spüren die Kindsbewegungen später als andere Frauen. Sie gehen zu ihrem Kind so lange auf Distanz, bis sie wissen, dass sie es behalten können.
- Zuverlässige Fruchtwasseruntersuchungen können erst in der 15. bis 18. Schwangerschaftswoche durchgeführt werden. Die Ergebnisse erhalten die Frauen zwei bis vier Wochen später.
- Ist eine Behinderung festgestellt worden, kann der Abbruch nur durch die Einleitung einer Geburt erfolgen.
- Down-Syndrom (Mongolismus) ist eine der wenigen Behinderungen, die vorgeburtlich erkannt werden können. Dies hat das Bild von Kindern mit Down-Syndrom negativ beeinflusst. Wird diese Behinderung festgestellt, entscheiden sich 98% der Eltern für einen Abbruch der Schwangerschaft.

Früher galt es als Schicksal oder auch als Fügung Gottes, aber auf jeden Fall als unvermeidbar, ein behindertes Kind zu gebären. Heute können durch die Fortschritte der Medizin, durch die »pränatale Diagnostik«, Behinderungen schon im Mutterleib festgestellt werden. Weil es keine Heilung gibt, weil die festgestellte Behinderung nicht »wegtherapiert« werden kann, müssen die Eltern sich entscheiden, ob sie das Kind, so wie es ist, annehmen oder die Schwangerschaft abbrechen wollen.

Bei der Wahl zwischen der Annahme des Kindes mit seiner Behinderung und dem Abbruch der Schwangerschaft gibt es keine eindeutig richtige Lösung. Eltern haben immer das Gefühl, etwas falsch zu machen, denn sie entscheiden sich für etwas, was sie eigentlich nicht wollten. »So oder so Vorwurf . . . so oder so Schuld! Wir können nicht mehr nicht entscheiden. Selbst wenn wir uns nicht entscheiden, haben wir entschieden.« (Lothrop 1996:58)

Den Entscheidungskonflikt habe ich ausführlich besprochen in »Pränatale Diagnostik und Schwangerschaftskonfliktberatung« (1996) sowie »Angst vor einem behinderten Kind – Mut zu meinem behinderten Kind« (1997). Hier geht es um die psychischen Folgen der Entscheidung für die Eltern und um eine mögliche Unterstützung der Eltern. Wie die Entscheidung auch ausfällt, sie ist ein Abschied von bisherigen Erwartungen und Träumen, und sie erzeugt Trauer.

Trauer nach vorgeburtlicher Diagnostik	
Notwendige Abschiede und Trennungen bei der Entscheidung für:	
• das Kind mit seiner Behinderung	• den Abbruch der Schwangerschaft
• Aufgeben vieler Wünsche und Hoffnungen • Abschied von dem Wunschkind • Auseinandersetzung mit dem tatsächlichen Kind und seinen Grenzen	• Aufgeben vieler Wünsche und Hoffnungen • Abschied von dem Wunschkind • Tod des tatsächlichen Kindes • Ende der Schwangerschaft • Verlust des Elternseins • Trauer um die eigenen Grenzen • Schuldgefühle

Entscheidung für das Kind mit seiner Behinderung

Die Mutter war »guter Hoffnung«, doch jetzt erlebt sie nur noch Verzweiflung, Angst und Traurigkeit. Es belastet die Eltern, dass ihr Kind nicht so ist, wie sie es erwartet und gewünscht haben. Sie trauern um ihr Wunschkind, müssen sich von ihm verabschieden, um ihr Kind, so wie es ist, empfangen zu können.

Die Entscheidung für das Leben mit einem Kind mit seiner Behinderung fällt leichter, wenn die Eltern mehr darüber wissen, was sie erwartet. Sie können das Kind noch nicht sehen, noch nicht anfassen, wissen nur, dass es behindert sein wird. Deshalb sind »Monsterphantasien« häufig. Um diese zu korrigieren, brauchen die Eltern Informationen über die Art der Behinderung, über mögliche Hilfsmaßnahmen und notwendige Therapien. Auch persönliche Kontakte zu Beratungsstellen und anderen Eltern sind hilfreich, um zu erfahren, wie andere Eltern mit Kindern der gleichen Behinderung leben. Viele Eltern möchten auch Kinder mit der gleichen Behinderung sehen, um sich besser auf ihr Kind einstellen zu können und um ihre »Monsterphantasien« abzulegen.

Dieser Weg der Informationssuche ist ein schwerer Weg, denn er vermittelt den Eltern immer wieder: »Unser Kind wird nicht so sein wie andere.« Doch es ist ein notwendiger Weg, weil die Eltern ihrem Kind entgegengehen, sich bewusst auf das Kind vorbereiten und es deshalb ganz anders empfangen können als Eltern, die erst bei der Geburt erfahren, dass ihr Kind behindert ist.

Entscheidung für den Abbruch der Schwangerschaft

Bei der Entscheidung für den Abbruch der Schwangerschaft geht es um noch mehr Abschiede und Trennungen. Deshalb ist auch hier ein Trauerprozess notwendig. Doch Trauer wird selten geäußert. Die meisten Eltern behalten sie verschämt für sich. Es fehlen auch Rituale. Es gibt keine symbolischen Handlungen, mit denen Eltern ihre Gefühle ausdrücken können. Kaum jemand weiß, wie der Abbruch verläuft, wie Eltern sich dem Kind gegenüber verhalten sollen. Sollen sie es sehen? Sollen sie ihm einen Namen geben? Oft wagen Eltern nicht zu fragen, da sie ohnehin Schuldgefühle haben und nicht noch mehr auffallen möchten. Sie möchten alles schnell hinter sich bringen und dann alles vergessen, als wäre es nur ein böser Traum gewesen. Doch das geht nicht. Das Erlebte wirkt nach, auch wenn oder gerade weil nicht darüber gesprochen wird.

So berichten Frauenärzte, dass Frauen nach einem Abbruch auf Grund der Behinderung des Kindes oft nicht mehr schwanger werden können, obwohl sie es sich sehnlichst wünschen. Sie können sich nicht auf ein neues Kind einlassen, weil sie mit dem, was mit dem anderen Kind war, noch nicht fertig sind. Oder sie werden zu schnell wieder schwanger, um an einem »Ersatzkind« gut zu machen, was sie an dem anderen Kind vermeintlich versäumt haben. Nicht das Vergessen hilft Frauen weiter, sondern gerade das Gegenteil. Fachleute haben festgestellt, dass den Frauen das bewusste Erleben dieser Zeit hilft, den notwendigen Trennungsprozess und die vielen Abschiede besser zu bewältigen. Folgende Überlegungen können dies noch unterstützen:

Die Belastung des Abbruchs anerkennen. Ein Abbruch auf Grund der Behinderung des Kindes ist schwer zu ertragen. Denn er erfolgt in einer Zeit der Schwangerschaft, in der die Frau schon eine körperliche und gefühlsmäßige Beziehung zu ihrem Kind entwickelt hat. Sie hat sich auf das Kind gefreut, das nun nicht mehr leben soll. »Was wird aus ihrem Kinderwunsch, aus ihrer Liebe zu dem Kind in ihr? Was stirbt in ihr, wenn sie sich entscheidet, ihr Kind sterben zu lassen?« (Finger 1996:144)

Außerdem ist der Abbruch keine einfache Ausschabung, sondern eine Geburt. Die Frau erhält wehenfördernde Mittel und muss ihr Kind »zu Tode gebären«. Es ist eine »Geburts-Abtreibung«, eine Geburt mit dem einzigen Ziel, das Kind sterben zu lassen. Gegensätze, die sich eigentlich ausschließen und die Frau schwer belasten.

Bei einer künstlich eingeleiteten Geburt zu einem Zeitpunkt, an dem der Körper noch nicht darauf vorbereitet ist, entstehen viele Schmerzen. Die Muskeln sind härter als bei einer termingerechten Geburt, der Muttermund ist fest verschlossen und die Geburt kann sehr lange dauern. Eine Hebamme glaubt, dass es manchmal wichtig ist, den Geburtsschmerz bewusst zu spüren. »Wo sie sonst durch den Schock stumm wären, können sie bei der Geburt gleichzeitig ihre emotionalen Schmerzen hinausschreien, und das hilft ihnen.« (Lothrop 1996:68)

Schuldgefühle ernst nehmen. Eine Mutter, die nach einer festgestellten Behinderung ihres Kindes die Schwangerschaft abgebrochen hat, berichtet in der Zeitschrift »Eltern« (1/1997, S. 135) von ihren Gefühlen. Als sie vor der Entscheidung stand, suchte sie nach einem Anwalt für ihr Kind, der es beschützen würde, weil sie es nicht mehr konnte, aber sie fand niemanden. Nach dem Abbruch quälte sie sich mit Schuldgefühlen. »Ich habe getan, was ich nie wollte. Monatelang ertrug ich keine Dunkelheit [. . .]. Meine Entscheidung gegen das Kind empfand ich als Schwäche und Dunkelheit.« Sie verbietet sich zu weinen und glaubt, dass ihr die Trauer nicht zusteht. »Trauer konnte ich mir nicht erlauben. Schließlich hatte mir nicht irgendein Schicksal mein Kind genommen. Ich hatte es mir genommen.« Wer sich selbst weder Trauer noch Trost gönnt, kann sich auch keine Unterstützung holen im Unterschied zu Eltern, deren Kind an einer schweren Krankheit gestorben ist.

Dabei ist Trauer die einzige Möglichkeit, mit dieser belastenden Situation fertig zu werden, auch Trauer darüber, schuldig geworden zu sein. Erst wenn Eltern darüber trauern, dass sie nicht stark genug waren, ihr Kind auszutragen, eventuell sogar ihr Kind um Verzeihung bitten, können sie sich von ihm verabschieden. Wenn Eltern sich anderen anvertrauen, ihre Schuldgefühle zur Sprache bringen, sind diese weniger zerstörerisch. Dann lernen sie, ihre eigenen Grenzen anzuerkennen und sich selbst zu verzeihen. Beraterinnen sollten den Eltern nicht zu schnell ihre Schuldgefühle ausreden, denn damit verharmlosen sie deren Schicksal und nehmen sie nicht ernst.

Einen Abschied von dem Kind ermöglichen. Die folgenden Überlegungen für einen guten Umgang mit dem toten Kind gelten auch für Totgeburten oder für Kinder, die gleich nach der Entbindung sterben. Der Tod am Anfang des Lebens ist so schrecklich und so enttäuschend, dass Eltern aus dieser Situation fliehen möchten. Sie möchten alles weit wegschieben und schnell vergessen. Deshalb wirkt die Frage, ob Eltern ihr totes Kind sehen möchten, manchmal schockierend. Eltern haben unter dem Schock und wegen ihrer Schuldgefühle oft nicht den Mut, das tote Kind anzusehen. Doch wenn der Gefühlsschock abklingt, bleibt eine Lücke. Eine Mutter, die ihr tot geborenes Kind nicht gesehen hat, berichtet, dass sie es »auf allen Friedhöfen der Welt sucht«, und sie fährt fort: »Kein Foto [. . .] kein Mensch? Schmerzende Erinnerung – lebenslang angewiesen auf die eigene Phantasie.« (Volke 1996:83)

Auch wenn Eltern es zunächst ablehnen, ihr Kind zu sehen, sollte ihnen das Angebot später noch einmal gemacht werden. Wenn sie dann bereit sind, sich von ihrem Kind zu verabschieden, sollte dies in einer würdevollen Atmosphäre geschehen. Der Raum könnte mit einer Kerze oder einer Blume geschmückt sein. Das Kind sollte angekleidet oder in eine Decke gewickelt sein und die Eltern sollten so viel Zeit haben, wie sie für den Abschied brauchen. Wenn Eltern ihr totes Kind gesehen haben, ist keine Täuschung mehr möglich. Ein totes Kind ist so anders als ein lebendes. Die Psychologin Gerda Mehl begleitet Eltern, wenn sie ihr totes Kind sehen, und schreibt darüber: »Wir sind alle berührt von der Stille, die das Kind umgibt. Es ist ein ganz normales Baby, nur unsagbar still. Dies ist einer der eindrücklichsten Momente für die verwaisten Eltern: kein Hauch von Leben. Klarheit: dieses Kind ist tot. Da ist keine Täuschung mehr möglich.« (Die Zeit, 10.1.1986)

Haben Eltern ihr Kind gesehen, können sie sich auch von der Angst trennen, ein »Monster« geboren zu haben. Auch Kinder mit Fehlbildungen wirken nicht abstoßend und die Eltern sehen das, was an ihrem Kind schön ist. »Erfahrung hat gezeigt, dass die Realität nie so schlimm ist wie die Monsterphantasien, die Eltern entwickeln, wenn sie ihr Kind nicht sehen.« (Lothrop 1996:74)

Das Kind »wirklich« machen. Eltern brauchen Beweise dafür, dass ihr Kind wirklich existierte. Ein Foto, ein Fußabdruck oder Handabdruck, eine Locke oder eine Karte mit seinen Daten können dabei helfen. Es ist auch gut, dem Kind einen Namen zu geben. Denn durch die Namensgebung wird das Kind zum Menschen und bleibt nicht ein unheimliches, unwirkliches »Etwas«.

Mit dem Aussprechen des Namens kann auch der Tod des Kindes benannt werden. Eine Nachricht an Freunde und Bekannte, eventuell eine Geburtsanzeige, die gleichzeitig eine Todesanzeige ist, sichert dem Kind einen Platz und ein Andenken in der Familie, und es hilft den Eltern, von ihm Abschied zu nehmen. Das Baby bestand bisher nur aus Vorstellungen, Wünschen, Hoffnungen seiner Eltern und am Ende der Schwangerschaft aus Ängsten und Abwehr. Durch konkrete Erinnerungsstücke wird das Kind »wirklich«, und sein sonst so unsichtbares Leben und sein Tod werden sichtbar.

Eine Beerdigung überlegen. Viele Eltern quält die Frage: »Was wird aus unserem Kind?« Sie befürchten, dass es mit dem Klinikmüll weggeworfen wird. Deshalb sollten Eltern auf die Möglichkeit hingewiesen werden, ihr Kind beerdigen zu lassen. Falls das Kind kein individuelles Grab erhält, gibt es in manchen Gemeinden besondere Kindergräber für tot geborene Kinder. Erhält das Kind ein Grab, erhalten die Eltern auch einen Ort für ihre Trauer.

Unterstützung annehmen. Fachleute berichten, dass es Frauen hilft, wenn ihr Partner bei der Geburt, die gleichzeitig ein Abbruch der Schwangerschaft ist, anwesend ist. Dies kommt aber nur bei 10% der Abbrüche vor. Frauen haben auch Anspruch auf Hebammenbetreuung nach dem Abbruch. Einige Kliniken bieten auch Nachgespräche an.

Gespräche mit Freundinnen und Freunden, mit Therapeuten, mit Seelsorgern, auch Trauerseminare und Selbsthilfegruppen können helfen, die belastende Erfahrung auszusprechen, die Trauer zuzulassen und darin Unterstützung zu finden.

Sich Zeit lassen zur Verarbeitung. Der Trauerprozess nach einem Schwangerschaftsabbruch ist schwierig, weil es keine Rituale für die Trauer gibt, kaum soziale Unterstützung, ja sogar Unverständnis und Abwehr von Außenstehenden. Noch weniger als nach dem Tod eines behinderten Kindes wird den Eltern nach einem Schwangerschaftsabbruch Trauer zugestanden. Eltern brauchen mehr Zeit zur Verarbeitung, als sie sich selbst gönnen und ihre Umgebung ihnen lässt. Doch nur, wenn sie den Abbruch betrauert haben, sich von ihrem Kind verabschiedet haben, können sie sich öffnen für ein neues Kind und ein neues Leben.

Hilfen für verwaiste Eltern

Der Tod des eigenen Kindes ist das Schlimmste, was Eltern widerfahren kann. Freunde und Verwandte können ihnen ihren Kummer nicht abnehmen, aber sie können den Eltern beistehen in ihrem Schmerz.

Da-Sein. Es ist wichtig, die Eltern zu besuchen, an der Beerdigung teilzunehmen und auch in der Zeit danach für sie da zu sein. Die Eltern haben das Wichtigste in ihrem Leben verloren. Sie fühlen sich verlassen und allein. Sie sind sich selbst fremd geworden mit all ihren sich widersprechenden Gefühlen. Nichts ist mehr so wie früher. Umso nötiger ist es, dass die alten Freunde bleiben, weiterhin für sie da sind, neben ihnen sitzen und zuhören können.

Die richtigen Worte. Wie man mit trauernden Eltern spricht, hängt von der eigenen Einstellung ab. Es gibt »Worte, die wehtun«. In ihnen spiegelt sich meist die Hilflosigkeit der Freunde, die zwar mit den Eltern leiden, ihren Kummer aber nicht ertragen können und sich selbst vor zu viel Schmerz schützen wollen. Deshalb greifen sie zu »Zuspruch«, der keiner ist. Gut tun aber Worte, die trauernde Eltern zu einem Gespräch einladen.

Zuhören statt reden. Wer Trauernde besucht, ist oft verunsichert und möchte schnell Trost spenden. Doch die hilflosen Worte von Außenstehenden sind oft schwer zu ertragen, weil sie die unausgesprochene Aufforderung enthalten, schnell mit der Trauer fertig zu werden. Es gibt aber keine »Zauberworte«, mit denen der Schmerz verscheucht werden kann. Wichtiger als alle Worte ist die Bereitschaft, zuzuhören, die Trauernden sprechen zu lassen, sie ihre Geschichte immer wieder erzählen zu lassen.

Es tut verwaisten Eltern gut, über ihr totes Kind zu sprechen, Erinnerungen wachzurufen und somit gegen das Vergessen anzukämpfen.

Worte, die wehtun:

- *»Du bist noch jung. Du kannst noch viele Kinder haben.«*
  Doch die Eltern trauern um dieses eine Kind, das durch kein anderes ersetzt werden kann.
- *»Wer weiß, wofür es gut ist.«*
  Es gibt nichts, was den Tod eines Kindes »gut machen« kann.
- *»Andere haben noch Schlimmeres erlebt.«*
  Der Kummer der Eltern ist groß. Sie fühlen ihn in diesem Augenblick und wollen ihn sich nicht verkleinern lassen. Die Not der anderen hat mit ihrem Kummer nichts zu tun und kann ihn nicht auflösen.
- *»Ich weiß genau, was du fühlst. Aber du wirst damit schon fertig.«*
  Hier wird der ganz persönliche Kummer der Eltern zu einem »Allerweltskummer« herabgemindert.
- *»Wenn ich irgendetwas tun kann, ruf mich an.«*
  Dieser Anruf wird nie erfolgen, denn Eltern haben in der ersten Zeit nach dem Tod ihres Kindes einfach nicht die Kraft, anzurufen und um Hilfe zu bitten. Wer wirklich helfen will, sollte konkrete Angebote machen wie: »Ich gehe gerade einkaufen. Was soll ich für dich mitbringen?« oder: »Morgen kann ich deine Kinder von der Schule abholen.«

- *Den Tod nicht erwähnen und so tun, als ob nichts gewesen wäre.*
  Es kränkt Eltern, wenn der Tod ihres Kindes und ihr eigener Kummer nicht wahrgenommen wird, so als existiere er gar nicht.

Handeln statt reden. Nach dem Tod ihres Kindes stehen Eltern oft so unter Schock, dass sie unfähig sind, ihren Alltag zu bewältigen. Sie sind kraftlos und können ihre Gedanken nicht sammeln. Deshalb ist tatkräftige Hilfe nötig. Wenn Freunde für sie einkaufen gehen, den Rasen mähen, mit den überlebenden Geschwistern einen Ausflug machen, dann fühlen sich trauernde Eltern entlastet.

Wichtig ist auch die Hilfe bei der Organisation des Begräbnisses. Oft ist das Begräbnis des eigenen Kindes das erste Begräbnis im Leben der Eltern. Sie sind mit vielem nicht vertraut und deshalb überfordert. Dabei ist ein würdevolles Begräbnis sehr wichtig, denn es ist das Letzte, was Eltern für ihr Kind tun können.

Worte, die gut tun :

- *»Es tut mir so Leid.«*
  Wenn man dies ausspricht, die Eltern dabei umarmt und eventuell gemeinsam weint, dann erfahren die Eltern, dass sie nicht allein mit ihrem Kummer sind.
- *»Es muss für dich ganz schlimm sein.«*
  Dieser Ausspruch bestätigt die Schwere des Verlustes und lädt ein, darüber zu sprechen.

- *»Weißt du noch damals . . .«*
  Wer eigene Erinnerungen an das tote Kind erzählt und gemeinsame Erinnerungen wachruft, hilft den Eltern. Denn sie wollen immer wieder über ihr totes Kind sprechen.
- *Den Namen des Kindes aussprechen*
  Es verletzt Eltern nicht, wenn sie den Namen ihres Kindes hören. Es tut ihnen sogar gut, denn dann wissen sie, dass auch andere Menschen sich an ihr Kind erinnern.
- *An Festtage und Geburtstage denken*
  Festtage, vor allem der Geburtstag und Todestag des verstorbenen Kindes, sind für Eltern besonders schwer zu ertragen. Wenn Freunde sich dann melden und ihnen zeigen, dass sie auch daran denken, hilft das sehr.

Auf Selbsthilfegruppen hinweisen. Selbsthilfegruppen für verwaiste Eltern bieten eine Möglichkeit, die Trauer zu leben. Denn in der Selbsthilfegruppe fühlen alle die gleiche Trauer, und es ist möglich, immer wieder neu von dem verstorbenen Kind zu reden. Während Außenstehende schon bald nicht mehr zuhören wollen, ist das Reden in der Selbsthilfegruppe weiterhin erlaubt und sogar gewünscht. Denn die Geduld, immer wieder denselben Schmerz und dieselben Fragen zu hören, bringen mit der Zeit nur diejenigen auf, die gleiches erlebt haben.

Helga Ide (1992) hat sich nach dem Tod ihres Sohnes trotz aller Zuwendung aus ihrer Umgebung unverstanden gefühlt. Sie spürte auch den Druck, doch endlich ihre Trauer zu überwinden. Dann entdeckte sie die Selbsthilfegruppe: »Mir war, als hätte ich endlich ein Zuhause für mich und meine Trauer gefunden. [. . .] Ich würde nicht mehr allein sein mit diesem Leid und dieser Verzweiflung. Endlich reden können von meinem Sohn und meinem Schmerz.« (S. 34)

Nachdem sie in der Selbsthilfegruppe ihr Leid aussprechen durfte und die Anteilnahme und das Verständnis der anderen Eltern erfuhr, wurde sie ruhiger und hörte auf zu weinen. »Zum ersten Mal seit Kais Tod hörte ich freiwillig zu weinen auf. Bisher hatte ich es immer mit Rücksicht auf die anderen getan, die mich und meinen Schmerz nicht aushielten. Ihn nicht wollten. Nicht ertragen konnten.« (S. 34)

Gruppen für verwaiste Eltern gibt es in vielen Städten. Informationen darüber sind bei folgenden Stellen zu erhalten:

- **Verwaiste Eltern e.V.:**
  Schrenk-Straße 3, 80339 München, Tel.: 089/5020184
- **Kontakt- und Informationsstelle Verwaister Eltern e.V.:**
  Esplanade 15, 20354 Hamburg, Tel.: 040/35505644

Eigene Trauer eingestehen. Helfer können viele Aktivitäten zur Unterstützung trauernder Eltern entwickeln. Doch wichtiger als alles Aktiv-Sein für die anderen ist das Lebensgefühl des Begleiters, das Eingeständnis eigener Traurigkeit und Trauer. Wer selbst traurig sein darf, kann die Trauer des anderen aushalten, ohne sie leugnen zu müssen und ohne in ihr unterzugehen.

Wünsche einer trauernden Mutter. Marie-Luise Wölfing, deren Sohn mit elf Jahren starb, schreibt auf, was verwaiste Eltern brauchen (in: Voss-Eiser 1997:192f):

Gesegnet seien alle,
die mir jetzt nicht ausweichen.
Dankbar bin ich für jeden,
der mir einmal zulächelt

und mir seine Hand reicht,
wenn ich mich verlassen fühle.

Gesegnet seien die,
die mich immer noch besuchen,
obwohl sie Angst haben,
etwas Falsches zu sagen.

Gesegnet seien alle,
die mir erlauben
von dem Verstorbenen zu sprechen.
Ich möchte meine Erinnerungen
nicht totschweigen.
Ich suche Menschen,
denen ich mitteilen kann,
was mich bewegt.

Gesegnet seien alle,
die mir zuhören,
auch wenn das,
was ich zu sagen habe,
sehr schwer zu ertragen ist.

Gesegnet seien alle,
die mich nicht ändern wollen,
sondern geduldig so annehmen,
wie ich jetzt bin.

Gesegnet seien alle,
die mich trösten
und mir zusichern,
dass Gott mich nicht verlassen hat.

Kinder- und Jugendliteratur zum Thema Tod und Trauer

Allgemeine Fragen

Pausewang, Gudrun. Ich geb dir noch eine Chance, Gott. Ravensburg, 1997.

Keyserlingk, Linde, von: Da war es auf einmal so still. Vom Tod und Abschiednehmen. Freiburg, 1997.

Bücher über den Tod alter Menschen

Alex, Marlee und Benny: Großvater und ich und die traurige Geschichte mit dem kleinen Kätzchen. Basel und Gießen, 4. Aufl. 1995.

Kuijer, Guus: Erzähl mir von Oma. Ravensburg, 8. Aufl. 1997. (Deutscher Jugendliteraturpreis. Holländischer Staatspreis für Kinder- und Jugendliteratur für das Gesamtwerk von Guus Kuijer)

McCardie, Amanda und Crossland, Caroline (Ill.): Mach's gut, kleiner Frosch. Wien 1997.

Mime, Brigitte: Bleib noch ein bisschen. Wien 1998.

Wild, Margaret/Brooks, Rou: Das Licht in den Blättern. Frankfurt, 1997.

Bücher über den Tod von Kindern

Ellermann, Heike: Der rote Faden. Oldenburg, 2. Aufl. 1994.

Kaldhol, Marit und Oyen, Wenche: Abschied von Rune. München, 11. Aufl. 1997. (Buch des Monats der Deutschen Akademie für Kinder- und Jugendliteratur)

Hill, David: Bis dann, Simon. Weinheim, 2. Aufl. 1996.

Bücher über den Tod von Geschwistern

Pohl, Peter und Gieth, Kinna: Du fehlst mir, du fehlst

mir! München und Wien, 1994. (Deutscher Jugendliteraturpreis)
Zeevaert, Sigrid: Max, mein Bruder. Würzburg, 7. Aufl. 1995.

Bücher über den Selbstmord Jugendlicher

Hömmen, Christa: Mal sehen, ob ihr mich vermisst. Menschen in Lebensgefahr. Reinbek, 1989.
Korschunow, Irina: Die Sache mit Christoph. München, 19. Aufl. 1997. (Auswahlliste zum Deutschen Jugendliteraturpreis, Silberne Feder des Deutschen Ärztinnenbundes)
Mazetti, Katarina: Es ist Schluss zwischen Gott und mir. Weinheim, 1998.

Bücher über den Tod von Eltern

Breen, Else: Warte nicht auf einen Engel. München, 6. Aufl. 1996. (Österreichischer Staatspreis für Kinder- und Jugendliteratur. Katholischer Kinderbuchpreis)
Eide, Iorill: Maries Geheimnis. Wien 1997.
Härtling, Peter: Jakob hinter der blauen Tür. Weinheim und Basel, 2. Aufl. 1990.
Zöller, Elisabeth: Auf Wiedersehen, Mama. München, 2. Aufl. 1996.
Brandes, Sophie: Ein Baum für Mama. Freiburg, 2. Aufl. 1996.

Bücher für Kinder mit einer lebensbedrohenden Krankheit

Burningham, John: Wolkenland. Aarau und Frankfurt, 1997.
Mohr, Mavi: Ein Elefant gab mir die Hand. Zürich, 1997.

Literaturverzeichnis

Blackham, Garth: Der auffällige Schüler. Weinheim, 1971.

Bowlby, John: Verlust, Trauer und Depression. Frankfurt, 1983.

Brocher, Tobias: Wenn Kinder trauern. Zürich, 2. Aufl. 1981.

Bronnen, Barbara: Die Stadt der Tagebücher. Vom Festhalten des Lebens durch Schreiben. Frankfurt, 1996.

Bürgin, Dieter: Das Kind, die lebensbedrohende Krankheit und der Tod. Bern, 1978.

Canacakis, Jorgos: Trauer – ein »verlerntes« Gefühl? In: Student, Johann Christoph: Im Himmel welken keine Blumen. Kinder begegnen dem Tod. Freiburg, 1992, S. 181–199.

D'Arcy, Paula: Wenn ein naher Mensch in Trauer ist. Wie wir richtig begleiten können. Freiburg, 1993.

Finger, Gertraud: Mein Kind ist nicht wie andere. Leben mit verhaltensauffälligen, behinderten und autistischen Kindern. Freiburg, 1995.

Finger, Gertraud: Pränatale Diagnostik und Schwangerschaftskonfliktberatung. In Caritas 97. Jahrbuch des Deutschen Caritasverbandes. Freiburg, 1996, S. 143–149.

Finger, Gertraud: Angst vor einem behinderten Kind – Mut zu meinem behinderten Kind. In: Jedes Kind ist liebenswert. Leben annehmen, statt auswählen. Hrsg.: Sekretariat der Deutschen Bischofskonferenz und Kirchenamt der Evangelischen Kirche Deutschland. Bonn, 1997, S. 29–32.

Fischer, Erika: Todesvorstellungen von Jugendlichen. Regensburg, 1987.

Furman, Erna: Ein Kind verwaist. Stuttgart, 1977.

Grollman, Earl A.: Explaining death to children. In: The Journal of School Health. June 1977.
Grollman, Earl A.: Talking about death. A dialog between parent and child. Boston, 1976.
Grollman, Earl A.: Mit Kindern über den Tod sprechen. Konstanz, 1991.
Harder, Gabriela Maria: Sterben und Tod eines Geschwisters. Zürich, 1991.
Hemminger, Hansjörg und Becker, Vera: Wenn Therapien schaden. Hamburg, 1985.
Hirsch, Mathias: Schuld und Schuldgefühl. Göttingen, 1997.
Ide, Helga: Wenn Kinder sich das Leben nehmen. Trauer, Klage und die Zeit danach. Zürich, 1992.
Jaede, Wolfgang: Trennungs- und Scheidungsberatung in Erziehungsberatungsstellen unter besonderer Berücksichtigung kindlicher Entwicklungskriterien. In: Praxis der Kinderpsychologie und Kinderpsychiatrie 42 (1993), S. 42–49.
Kaléko, Mascha: In meinen Träumen läutet es Sturm. München, 18. Auflage 1997.
Kast, Verena: Trauern. Phasen und Chancen des psychischen Prozesses. Stuttgart, 19. Aufl. 1997.
Kast, Verena: Trauern. In: Leben bis zuletzt. Sterben als Teil des Lebens. Sekretariat der Deutschen Bischofskonferenz und Kirchenamt der Evangelischen Kirche Deutschland. Bonn, 1996, S. 51–55.
Keyserlingk, Linde von: Da war es auf einmal so still. Tod und Abschiednehmen. Freiburg, 1997.
Kitzinger, Sheila und Celia: Mit Kindern sprechen über Gott und die Welt. München, 1991.
Klemm, Michael u.a. (Hrsg.): Tränen im Regenbogen. Phantastisches und Wirkliches aufgeschrieben von Mädchen und Jungen der Kinderklinik Tübingen. Tübingen, 2. Aufl. 1990.

Klier, Helga (Hrsg.): In erster Linie bin ich Mensch. Gedanken, Texte und Bilder von muskelkranken Kindern, Jugendlichen und Erwachsenen. Münster, 1997.

Kliman, Gilbert: Seelische Katastrophen und Notfälle im Kindesalter. Frankfurt, 1980.

Klosinski, Gunther: Der Tabletten-Suizidversuch in der Pubertät – Versuch einer Auto-Initiation? In: Förster, Eckart (Hrsg.) Suizid bei Kindern und Jugendlichen. Stuttgart, 1983.

Kübler-Ross, Elisabeth: Interviews mit Sterbenden. Stuttgart, 20. Aufl. 1996.

Kübler-Ross, Elisabeth: Kinder und Tod. Zürich, 1984.

Kushner, Harold: When bad things happen to good people. Avon Books, 1983.

Lee, Carol: Trauer kennt viele Wege. Für einen individuellen Umgang mit Schmerz und Verlust. München, 1996.

Leist, Marielene: Kinder begegnen dem Tod. Gütersloh, 3. Aufl. 1993.

Lothrop, Hannah: Gute Hoffnung – jähes Ende. Ein Begleitbuch für Eltern, die ihr Baby verlieren, und alle, die sie unterstützen wollen. München, 5. Aufl. 1996.

Mann, Frido u.a.: Fliege nicht eher als bis Dir Federn gewachsen sind. Gedanken, Texte und Bilder krebskranker Kinder. Hamburg und München, 1993.

Michel, Gabriele: Ich trage dich wie eine Wunde. Nach dem plötzlichen Säuglingstod – eine Mutter erfährt in einer neuen Schwangerschaft wieder Lebensmut. Freiburg, 1995.

Parkes, Colin Murray: Vereinsamung. Die Lebenskrise bei Partnerverlust. Hamburg, 1978.

Reed, Elizabeth L.: Kinder fragen nach dem Tod. Stuttgart, 5. Aufl. 1979.

Satir, Virginia: Selbstwert und Kommunikation. Familientherapie für Berater und zur Selbsthilfe. München, 4. Auflage 1980.

Schiff, Harriet S.: Verwaiste Eltern. Stuttgart, 1986.
Schwerin, Anette Charlotte: Sterben, Tod und Trauer im Bilde verwaister Eltern. Frankfurt, 1995.
Solter, Aletha J.: Wüten, toben, traurig sein. Starke Gefühle bei Kindern. München, 1994.
Spiegel, Yorick: Der Prozess des Trauerns. Analyse und Beratung. München, 1977.
Straub, Harriet: Das Mädchen und der Tod. Freiburg, 1996.
Struck, Peter: Familie und Erziehung. Pädagogik zum Anfassen für Eltern, Lehrer und Erzieher. Neuwied, 1993.
Tausch-Flammer, Daniela und Bickel, Lis: Wenn Kinder nach dem Sterben fragen. Ein Begleitbuch für Kinder, Eltern und Erzieher. Freiburg, 1994.
Volke, Elisabeth: Trauer und Lebensgeschichten. In: »Verwaiste Eltern« Jahresheft 8/1996. S. 83–84.
Voss-Eiser, Mechthild: Noch einmal sprechen von der Wärme des Lebens ... Texte aus der Erfahrung von Trauernden. Freiburg, 1997.
Weber, Doris: Ich hasse Katzen ... In: Publik-Forum-Extra: Trösten und Trauern. Oberursel, 1988. S. 21–22.
Weiss, Gabriele: Ausdrucksspiel: Spielerische Elemente in der Begleitung krebskranker Kinder und Jugendlicher. In: Steinebach, Christoph: Heilpädagogik für chronisch kranke Kinder und Jugendliche. Freiburg, 1997.
Wellendorf, Elisabeth: Verstehen, was Sterbende sagen. In: Student, Johann Christoph: Im Himmel welken keine Blumen. Kinder begegnen dem Tod. Freiburg, 1992.
Wolf, Christa: Kindheitsmuster. Berlin und Weimar, 8. Aufl. 1993.
Zachert, Christel und Isabell: Wir treffen uns wieder in meinem Paradies. Bergisch Gladbach, 8. Auflage 1994.

Zahrnt, Heinz: Wie kann Gott das zulassen? Hiob – Der Mensch im Leid. München, 1985.
Zink, Jörg: Vorwort zu Voss-Eiser, Mechthild: Noch einmal sprechen von der Wärme des Lebens. Freiburg, 1997.

Quellennachweis

Die folgenden Gedichte wurden mit freundlicher Genehmigung der genannten Verlage und Autorinnen zitiert:

Hesse, Hermann: »Kleiner Knabe«. In: Die Gedichte. © Suhrkamp Verlag, Frankfurt am Main 1970.

Kallus, Monja: »Sie sagen: Das wird schon wieder ...« In: Mechthild Voss-Eiser: Noch einmal sprechen von der Wärme des Lebens ... Texte aus der Erfahrung von Trauernden. Herder Verlag, Freiburg 1997. © Monja Kallus. (Rechteinhaberin konnte leider nicht ausfindig gemacht werden. Bitte beim Verlag melden.)

Ringelnatz, Joachim: »An M.« In: Das Gesamtwerk in sieben Bänden. © Diogenes Verlag, Zürich 1994.

Salzbrenner, Renate: »Die wir lieben ...« In: Mechthild Voss-Eiser: Noch einmal sprechen von der Wärme des Lebens ... Texte aus der Erfahrung von Trauernden. Herder Verlag, Freiburg 1997. © Renate Salzbrenner.

Wölfing, Marie-Luise: »Gesegnet seien alle ...« In: Mechthild Voss-Eiser: Noch einmal sprechen von der Wärme des Lebens ... Texte aus der Erfahrung von Trauernden. Herder Verlag, Freiburg 1997. ©Marie-Luise Wölfing.

Die Gedanken, Methoden und Anregungen in diesem Buch stellen die Meinung beziehungsweise Erfahrung der Verfasserin dar. Sie wurden von der Autorin nach bestem Wissen erstellt und mit größtmöglicher Sorgfalt überprüft. Sie bieten jedoch keinesfalls Ersatz für kompetenten ärztlichen und therapeutischen Rat. Daher erfolgen Angaben in diesem Buch ohne jegliche Gewährleistung oder Garantie des Verlages oder der Autorin. Eine Haftung des Verlages oder der Autorin für etwaige Personen-, Sach- und Vermögensschäden ist ausgeschlossen, es sei denn im Falle grober Fahrlässigkeit.

2 3 4 5 04 03 02 01

Postfach 80 06 69, 70506 Stuttgart, Tel. 0711/78 80 30
Ein Unternehmen der Dornier Medienholding GmbH
Sie erreichen uns rund um die Uhr unter www.kreuzverlag.de
Umschlaggestaltung: Atelier Reichert, Stuttgart
Umschlagfoto: Paula Modersohn-Becker, Mädchen mit Katze, um 1905. © Paula Modersohn-Becker-Stiftung, Bremen
Gesamtherstellung: Ebner Ulm
ISBN 3 7831 2033 0